Pschyrembel
Klinisches Wörterbuch

mit klinischen Syndromen und Nomina Anatomica

255., völlig überarbeitete und stark erweiterte Auflage. Bearbeitet von der Wörterbuchredaktion des Verlages unter der Leitung von Christoph Zink.
14 x 21,5 cm. XX. 1874 Seiten. Mit 2926 Abbildungen, davon 647 farbig, und 214 Tabellen. 1986. Gebunden DM 64,– ISBN 3 11 007916 X.

Das am **weitesten verbreitete klinische Nachschlagewerk**

- erläutert alle wichtigen Krankheitszustände
- erleichtert Diagnose und Differentialdiagnose
- beschreibt diagnostische und therapeutische Verfahren
- gibt eine Übersicht über gängige Pharmaka
- informiert auch über die Grenzgebiete der klinischen Medizin
- erklärt Wortbedeutungen und
- ist grundlegende Rechtschreibhilfe

Pressestimmen zur neuen Auflage:

„Seit Generationen steht der ‚Pschyrembel' als **Synonym für präzise und praxisbezogene Information** über medizinische Zusammenhänge. Es ist der Begriff für ein medizinisches Wörterbuch schlechthin, das auch jetzt seinem traditionellen Ruf als wichtigste klinische Informationsquelle gerecht wird." *Die Welt*

„. . . hat sich der ‚Pschyrembel' mit dieser Auflage . . . zum konkurrenzlosen Werk gemausert. Erhebliche Textvermehrung (zwei volle Druckseiten über AIDS!), erstaunliche Aktualisierung und **erstmals vierfarbige Bilder** haben das bewirkt." *Ärztliche Praxis*

W
G

de Gruyter

Pschyrembel Wörterbuch
Radioaktivität, Strahlenwirkung, Strahlenschutz

Pschyrembel Wörterbuch
Radioaktivität
Strahlenwirkung
Strahlenschutz

bearbeitet von der Pschyrembel-Redaktion
unter der Leitung von Christoph Zink

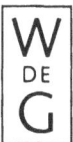

W
DE
G

Walter de Gruyter · Berlin · New York 1986

Verlag Walter de Gruyter & Co.
Pschyrembel-Redaktion
Genthiner Straße 13
1000 Berlin 30

Das Buch enthält 61 Abbildungen und 15 Tabellen.

CIP-Kurztitelaufnahme der Deutschen Bibliothek

Pschyrembel-Wörterbuch Radioaktivität, Strahlenwirkung, Strahlenschutz / bearb. von d. Pschyrembel-Red. unter d. Leitung von Christoph Zink. - Berlin ; New York : de Gruyter, 1986.
ISBN 3-11-011048-2
NE: Zink, Christoph [Hrsg.]

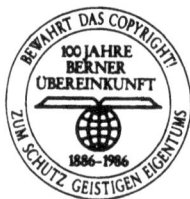

Datenbankentwicklung: GSD mbH Berlin, Jörg Apitzsch, Helmuth Schneider
Satz: SRZ, Satz-Rechenzentrum Hartmann + Heenemann KG, Berlin
Reproduktionen: Terra-Klischee, Berlin
Grafische Gestaltung: Helmut Holtermann, Berlin
Layout: Lutz-Olaf Walter, Berlin
Druck: Parzeller, Fulda
Bindung: Lüderitz & Bauer Buchgewerbe GmbH, Berlin
Einbandgestaltung: Rudolf Hübler, Lutz-Olaf Walter, Berlin

Vorwort

Daß nach einem gewichtigen aktuellen Anlaß so bald ein einschlägiger „Fach-Pschyrembel" vorgelegt werden kann, ist zugleich das erste Ergebnis längerer Entwicklungsarbeiten. Die seit einigen Jahren im Verlag bestehende Pschyrembel-Redaktion sah es seit Gründung auch als ihre Aufgabe an, mit Hilfe einer hierfür konzipierten Datenbank — neben einer Aktualisierung des Hauptwerkes in kurzen Intervallen — Spezialwörterbücher zu Fachthemen der Medizin herauszubringen. Sie sind als eigenständige Bearbeitungen mit engem Bezug auf das Klinische Wörterbuch zu verstehen, verfaßt mit Hilfe von Mitarbeitern des großen Werks und von eigens hinzugezogenen Fachwissenschaftlern. Sie wenden sich nicht nur an Fachleute des jeweiligen Teilgebiets; sondern sie sollen enzyklopädische Lexika sein, in der Tradition und Konzeption des Klinischen Wörterbuchs — wenngleich beschränkt auf ein Teilgebiet der Medizin — und richten sich daher an alle medizinisch Tätigen und medizinisch Interessierten.

Das aktuell deutlich gewordene, weit verbreitete Bedürfnis nach seriöser Information ließ es sinnvoll erscheinen, das erste einer Reihe geplanter Spezialwörterbücher diesem aus klinischer Sicht eher peripher angesiedelten Themenbereich zu widmen. Die Herausforderung an die Pschyrembel-Redaktion war dabei eine doppelte: Zu der schwierigen Aufgabe, fundierte Informationen auch zu innerhalb der Wissenschaft kontrovers diskutierten Fachfragen zu liefern, kam die Forderung nach Schnelligkeit. Die rasche Bereitschaft zahlreicher Fachwissenschaftler zur Mitarbeit und ihre nachhaltige Unterstützung der Redaktion ermöglichten das hier vorgelegte kleine Werk. Der aktuelle Anlaß stellt das Buch in die Mitte einer kontrovers geführten Debatte; daher werden bei einigen Stichwörtern auch gegensätzliche Auffassungen referiert. Aus der Herkunft des Buches ergibt sich seine inhaltliche Begrenzung auf die medizinischen Teilaspekte des Themas. Die derzeit verstärkt geführte Diskussion um Dosisgrenzwerte und Normen für den Strahlenschutz könnte zukünftig Veränderungen der gesetzlichen Grundlagen ergeben. Es wird daher besonders darauf hingewiesen, daß die in den Texten genannten Bestimmungen und Dosisgrenzwerte den bei Redaktionsschluß im Juni 1986 gültigen Stand wiedergeben.

Das vorliegende Pschyrembel-Wörterbuch integriert sich in Inhalt und Struktur des Klinischen Wörterbuchs, daher wird verschiedentlich auf das Hauptwerk Bezug genommen. Verweise dieser Art sind zur Unterscheidung in eckige Klammern gesetzt [*], (s. [...]) oder (vgl. [...]); die entsprechenden Stichworteinträge sind dann im Klinischen Wörterbuch zu finden.

Den beteiligten Fachautoren und allen, die an der technischen Herstellung dieser Ausgabe mitgewirkt haben, danken Verlag und Redaktion an dieser Stelle für ihre engagierte Mitarbeit, die das kurzfristige Erscheinen dieses neuen „Pschyrembel" ermöglicht hat.

Berlin, im Juni 1986   Der Verlag

Verzeichnis der Mitarbeiter

Die im folgenden aufgeführten Wissenschaftler waren an der Neufassung von Texten für die vorliegende Sonderausgabe in Zusammenarbeit mit der Wörterbuchredaktion des Verlages beteiligt.

Prof. Dr. Gerhard Bartsch
Institut für Kerntechnik der Technischen
Universität Berlin
Marchstr. 18
1000 Berlin 10

Prof. Dr. med. H. J. Biersack
Institut für klinische und experimentelle
Nuklearmedizin der Universität Bonn
Sigmund-Freud-Str. 25
5300 Bonn 1

Dipl.-Phys. Dieter Borchardt
Hahn-Meitner-Institut für Kernforschung
Berlin GmbH, Abt. Strahlenschutz
Glienicker Str. 100
1000 Berlin 39

Dr. Klaus Damm
Institut für Geologie der FU Berlin
Altensteinstr. 34a
1000 Berlin 33

Dir. u. Prof. Dr. rer. nat. Ingbert Gans
Leiter des Fachgebiets Radioaktivitäts-
untersuchungen
Institut für Wasser-, Boden- und Lufthygiene
des Bundesgesundheitsamtes
Corrensplatz 1
1000 Berlin 33

Prof. Dr. med. Dr. rer. nat. E. H. Graul
Institut für Environtologie und Nuklearmedizin der Universität Marburg
Bahnhofstr. 7
3550 Marburg/L.

Prof. Dr. Jürgen Hacke
Hahn-Meitner-Institut für Kernforschung
Berlin GmbH, Abt. Strahlenschutz
Glienicker Str. 100
1000 Berlin 39

Prof. Dr. rer. nat. Reinhold Knopp
Institut für klinische und experimentelle
Nuklearmedizin der Universität Bonn
Sigmund-Freud-Str. 25
5300 Bonn 1

Dipl.-Phys. Martin Krämer
Landeslehranstalt für technische Assistenten
in der Medizin Berlin
Leonorenstr. 35
1000 Berlin 46

Dipl.-Ing. Ingrid Maßwig
GSD Gesellschaft für Systemforschung und
Dienstleistungen im Gesundheitswesen mbH
Facheinheit technisches Krankenhausservice-
und Beratungsinstitut
Stauffenbergstr. 13-14
1000 Berlin 30

Prof. Dr.-Ing. Harald Meinhold
Universitätsklinikum Steglitz der Freien
Universität Berlin
Abteilung für Nuklearmedizin — Radiochemie
Hindenburgdamm 30
1000 Berlin 45

Prof. Dr. med. Diether Neubert
Institut für Toxikologie und Embryopharma-
kologie der Freien Universität Berlin
Garystr. 5
1000 Berlin 33

Mitarbeiter der Redaktion

Dipl.-Bibl. Regina Engst
Helmut Schwäbl
Thomas Spitzer
Andreas Weimann, Arzt
Dr. med. Christoph Zink

Hinweise zur Benutzung

1. Alphabetische Ordnung

Die Stichwörter sind alphabetisch geordnet. Dabei werden die Umlaute ä, ö und ü so behandelt, wie es der Schreibweise ae, oe und ue entspricht; ß wird wie ss behandelt. Leerzeichen, Kommata und Bindestriche innerhalb des Stichworts werden bei der alphabetischen Einordnung nicht berücksichtigt; dies gilt auch für Zahlen, Indizes und Exponenten. Griechische Buchstaben werden in der Regel ausgeschrieben, wenn sie fester Bestandteil des Stichworts sind (z. B. Gammastrahlung). Bei Stichwörtern, die aus einem Adjektiv und einem Substantiv bestehen, ist das Substantiv maßgeblich für die alphabetische Position (z. B. Potential, toxisches); ausgenommen hiervon sind wenige feststehende Begriffe wie Aplastisches Syndrom u. a.

2. Schreibweise

Stichwörter sind großgeschrieben, lediglich Adjektive sind als Stichwörter kleingeschrieben. Werden Adjektive mit Substantiven als untrennbare Einheit verstanden, ist auch das Adjektiv großgeschrieben (z. B. Aplastisches Syndrom). In fremdsprachlichen Wortfügungen wird das erste Wort groß-, die weiteren kleingeschrieben, es sei denn, bestimmte Nomenklaturen schreiben anderes vor. Chemische Fachbegriffe richten sich in der Schreibweise weitgehend − und damit keiner strengen Regel folgend − nach dem klinischen Gebrauch. Dies betrifft insbesondere die Schreibweise des Elements Jod in allen ihren Formen, bei der die nach DIN 32 640 allein zugelassene Form „Iod" aus diesem Grunde nicht angewendet wurde. Komposita mit -oxid werden konsequent mit i statt y geschrieben.

3. Betonungszeichen

Bei Stichwörtern, die aus dem Griechischen oder Lateinischen stammen, ist zur Erleichterung der Aussprache die Betonung durch _ angegeben.

4. Wortteiltrenner

Zur Erleichterung der Lesbarkeit und Aussprache und zum besseren Verständnis der medizinischen Terminologie sind zwischen Wortteile von Stichwörtern Wortteiltrenner (|) eingefügt. Bei deutschen Begriffen ist dies nur dann der Fall, wenn das Stichwort aus mehreren Substantiven besteht (Strahlen|belastung). Bei fremdsprachlichen oder abgeleiteten Begriffen sind jeweils Vorsilben und Wortstämme einschließlich evtl. folgender Bindelaute durch Wortteiltrenner abgetrennt (De|kon|taminations|mittel).

5. Etymologische Angaben

Stichwörtern griechischer oder lateinischer Herkunft ist in Klammern eine etymologische Erklärung beigefügt. Sie besteht in der Regel aus drei Elementen: Ursprungssprache, Ursprungswort (bei griechischen Begriffen transkribiert) und deutscher Bedeutung. Das Ursprungswort ist nicht eigens aufgeführt, wenn es mit dem Stichwort identisch ist; die deutsche Bedeutung wird nicht genannt, wenn sie mit der Stichworterklärung übereinstimmt. Etymologisch eigenständige Bestandteile von Stichwörtern werden durch Wortteiltrenner abgegrenzt. Dabei werden Vorsilben und häufig wiederkehrende erste Teile von Komposita nur bei ihrem ersten Auftreten erklärt.

6. Biographische Angaben

Sind Eigennamen fester Bestandteil eines Stichworts, werden in Klammern biographische Angaben nach folgendem Muster beigefügt: Vorname, Anfangsbuchstabe des Familiennamens, Fachrichtung, Hauptwirkungsort, Geburts- und ggf. Todesjahr.

7. Angabe von Genus und Numerus

Aus dem Griechischen oder Lateinischen abgeleitete Stichwörter tragen eine Genusangabe (m für masculinum, f für femininum, n für neutrum). Stichwörter im Plural sind durch den Zusatz pl gekennzeichnet.

8. Abkürzungen

Spezifisch medizinische Abkürzungen sind in den Stichwortbestand aufgenommen und somit unter der entsprechenden Position im Alphabet nachzuschlagen. Allgemeine Abkürzungen sind im Abkürzungsverzeichnis (s. S. X) aufgeführt. Stichwörter werden im erläuternden Text mit Anfangsbuchstaben abgekürzt. Bildet der erste Buchstabe mit den folgenden eine lautliche Einheit, wird das Stichwort mit diesen Buchstaben abgekürzt: Ch., Ph., Qu., Rh., Sch., St., Th.

9. Verweise

Eine Vielzahl von Verweisen erleichtert die Orientierung im Wörterbuch. Verweise, mit s. (siehe), s. a. (siehe auch) und vgl. (vergleiche) finden sich an der inhaltlich passenden Text-stelle, bei allgemeineren Bezügen am Ende des Eintrags. Im fortlaufenden Text erfolgen Ver-weise durch Asterisk (*) hinter dem betreffen-den Wort, wobei dieses Wort in syntaxbeding-ten Flexionsformen vorkommen kann. Wird auf ein Stichwort verwiesen, das aus mehre-ren Wörtern besteht, erscheint der Asterisk hinter dem ersten für die alphabetische Rei-henfolge relevanten Wort.

Verweise mit s., s. a., vgl. und Asterisk, die sich auf Einträge der 255. Auflage des Pschyrembel Klinisches Wörterbuch beziehen, stehen in eckigen Klammern: [s. ...],[*].

10. Quellen der Tabellen und Abbildungen

Quellenangaben zu Tabellen und Abbildungen finden sich in einem eigenen Verzeichnis am Ende des Bandes, geordnet nach den zugehö-rigen Stichwörtern.

Abkürzungen

Medizinisch gebräuchliche Abkürzungen, die im folgenden Verzeichnis nicht aufgeführt sind, finden sich als Stichworteinträge. Vgl. auch Hinweise zur Benutzung, S. VIII.

a	Jahr	i. w. S.	im weiteren Sinne
Abb.	Abbildung	Ind.	Indikation
Abk.	Abkürzung	insbes.	insbesondere
Ätiol.	Ätiologie		
ätiol.	ätiologisch	lat	lateinisch
allg.	allgemein		
amerik	amerikanisch	m	masculinum
Anw.	Anwendung	m.	mit
		med.	medizinisch
b.	bei	min	Minute
bes.	besonders		
best.	bestimmt	n	neutrum
Bez.	Bezeichnung	neg.	negativ
bzw.	beziehungsweise		
		od.	oder
ca.	circa		
		physik.	physikalisch
d	Tag	physiol.	physiologisch
DD	Differentialdiagnose		
dd	differentialdiagnostisch	s	Sekunde
Def.	Definition	s.	siehe
d. h.	das heißt	s. a.	siehe auch
Diagn.	Diagnose	sec	Sekunde
diagn.	diagnostisch	s. o.	siehe oben
		sog.	sogenannt
einschl.	einschließlich	s. u.	siehe unten
engl	englisch	syn.	synonym
evtl.	eventuell		
		Ther.	Therapie
f	femininum		
f.	für	u.	und
frz	französisch	u. a.	1. unter anderem
			2. und anderes
ggf.	gegebenenfalls	usw.	und so weiter
gr	griechisch	u. U.	unter Umständen
h	Stunde	versch.	verschieden
		vgl.	vergleiche
i. a.	im allgemeinen		
i. d. R.	in der Regel	z. B.	zum Beispiel
i. e. S.	im engeren Sinne	z. T.	zum Teil
i. S.	im Sinne	z. Z.	zur Zeit

A

Abfall, radio|aktiver: sog. Atommüll; sämtliche, bei der Nutzung der Radioaktivität* in Kernindustrie (insbes. beim Betrieb kerntechnischer Anlagen wie Atomreaktor*, Wiederaufbereitungsanlage*), Forschung (beim Betrieb von Anlagen zur Erzeugung ionisierender* Strahlung wie z. B. Teilchenbeschleuniger*) und Nuklearmedizin* (bei der Anwendung von Radionukliden*) anfallende radioaktive bzw. radioaktiv kontaminierte Substanzen und Materialien, bei denen eine Dekontamination* bzw. Wiederverwendung nicht möglich ist.

Nach dem Atomgesetz* sind r. A.e schadlos zu verwerten oder geordnet zu beseitigen; bei ihrer Behandlung, Beseitigung, Zwischen-bzw. Endlagerung sind die Grundsätze des Strahlenschutzes* zum Schutz von Beschäftigten, der Bevölkerung und der Umwelt anzuwenden. Die Endlagerung von r. A.en muß durch geeignete Umschließung und Isolation so gestaltet werden, daß eine Gefährdung von Mensch und Umwelt für heute und für alle Zukunft ausgeschlossen werden kann; sie ist weltweit jedoch noch ein kaum gelöstes Problem. Endlager für sog. schwach- und mittelaktiven r. A. existieren in der Bundesrepublik Deutschland bisher in dem ehemaligen Salzbergwerk Asse bei Braunschweig und im ehemaligen Eisenerzbergwerk Schacht Konrad bei Salzgitter. Das größte Problem stellt hochaktiver r. A. dar, der fast ausschließlich beim Betrieb kerntechnischer Anlagen anfällt und über Zeiträume von etwa 100 000 Jahren sicher endgelagert werden muß. In der Bundesrepublik Deutschland soll hierfür bis zum Jahr 2000 der Salzstock in Gorleben bei Hannover zur Verfügung stehen; seine Eignung ist jedoch umstritten. Vgl. Abklinganlage, Dekontaminationsanlage.

Abklinganlage: genauer Abwasserabklinganlage; technische Einrichtung, die eine Abwasserdekontamination*, d. h. die Behandlung und Beseitigung von insbes. in nuklearmedizinischen Einrichtungen (Isotopenlabors, Krankenhäuser) anfallenden radioaktiv kontaminierten Abwässern unter Einhaltung der Schutzvorschriften der Strahlenschutzverordnung* erlaubt. Radioaktive Abwässer müssen grundsätzlich so weit wie möglich durch Abkling- oder spezielle chemische Verfahren dekontaminiert werden. Ihre Behandlung richtet sich im Einzelfall nach Art und Konzentration der vorhandenen radioaktiven Substanzen; handelt es sich vorwiegend um kurzlebige radioaktive Stoffe, wie sie in der Nuklearmedizin hauptsächlich verwendet werden, so müssen die kontaminierten Abwässer solange in mehreren nacheinander geschalteten Sammel- bzw. Abklingtanks gelagert werden, bis die Radioaktivität auf einen maximal zulässigen Wert abgeklungen ist bzw. diesen unterschritten hat. Bei Abwasserkontamination mit langlebigen radioaktiven Substanzen müssen diese mit Hilfe einer Dekontaminationsanlage* aus dem Abwasser entfernt werden.

Abklingquote f: **1.** (pharmakologisch) der pro Tag errechnete Wirkungsverlust eines Arzneimittels, i. e. S. der eines Herzglykosids; beträgt z. B. für Digitoxin etwa 7%, für Digoxin etwa 20% und für Strophanthin etwa 40%; **2.** (radiol.) der prozentuale Anteil eines radioaktiven Stoffes, der sich aufgrund des radioaktiven Zerfalls in einer bestimmten Zeit in ein anderes (Tochter-)Nuklid* umwandelt. Vgl. [Kumulation].

Abschirmung: (strahlenschutztechnisch) Einrichtung aus strahlenabsorbierendem Material zum Schutz insbes. des Menschen vor ionisierender* Strahlung; die A. kann entweder direkt an der Strahlenquelle (z. B. umschlossene radioaktive* Präparate) oder auf Seiten der strahlenexponierten Person (z. B. durch Schutzkleidung) sowie durch bauliche Strahlenschutzvorkehrungen (Umgebungsschutz) erfolgen. Zur Absorption* der Strahlenenergie eignen sich bestimmte Materialien wie z. B. Blei (auch dicke Betonschichten) besonders gut; die Abschirmwirkung ist jedoch bei gleicher Materialstärke in Abhängigkeit vor der Art der Strahlung unterschiedlich effektiv; vgl. Strahlenschutz.

Ab|sorber (lat absorbere aufsaugen) m: **1.** (physik.) jede Materie, die eine Schwächung einer hindurchgehenden Strahlung wie z. B. ionisierende* Strahlung oder Röntgenstrahlung* bewirkt, wobei im A. verschiedene Prozesse stattfinden können (z. B. Absorption*, Streuung); vgl. Moderator. **2.** (anästhesiologisch) Behälter mit Atemkalk[*] zur Absorption* des im Stoffwechsel gebildeten CO_2 im geschlossenen oder halbgeschlossenen Narkosesystem.

Ab|sorption f: **1.** (physik.): a) Lösung, d. h. molekulare gleichmäßige Verteilung eines Gases in einer Flüssigkeit od. in einem festen Körper; Zunahme mit der Erhöhung des Drucks, Abnahme mit zunehmender Temperatur; vgl. [Adsorption]; b) Schwächung der Strahlungsintensität von elektromagnetischen* Wellen u. ionisierender* Strahlung beim Durchgang durch Materie; die A. beruht z. T. auf Streuung, z. T. auf Umwandlung der Strahlungsenergie in eine andere Energieform, z. B. Wärme, chemische Energie, Licht anderer Wellenlänge (wahre A.); Zunahme der

Abstandsquadratgesetz

A. mit der Dicke u. Dichte des durchstrahlten Mediums. Die A. bestimmter Wellenlängen des Lichts ist die Ursache der Farben; vgl. [Absorptionsspektrum]. **2.** In der Photochemie wird die A. monochromatischen Lichts zur Konzentrationsbestimmung von Lösungen angewandt; vgl. [Lambert-Beer-Gesetz]. **3.** Die A. von Röntgenstrahlung* u. anderer ionisierender Strahlung durch schwere Elemente (z.B. Blei*, Barium u. Jod) dient zur röntgenographischen Kontrastdarstellung von Hohlräumen, als Bleischutz für Röntgenpersonal (vgl. Bleigleichwert) od. z.B. in Form von Beton bzw. Schwer- od. Barytbeton zur Erzielung des vorgeschriebenen Strahlenschutzes* in Gebäuden. **4.** In der Verdauungsphysiologie wird A. international gebraucht für den deutschen Begriff Resorption[*]. **5.** (serologisch) Absättigung eines Ak mit dem homologen gelösten Antigen[*]. **6.** (pharmakologisch) s. [Resorption].

Abstands|quadrat|gesetz: (radiol.) beschreibt die Abnahme der Dosisleistung* einer von einer (annähernd) punktförmigen Quelle ausgehenden ionisierenden* Strahlung mit zunehmendem Abstand von der Strahlenquelle. Dabei wird vorausgesetzt, daß keine Absorption von Strahlungsenergie stattfindet.

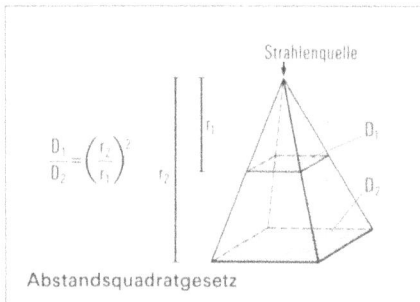

Abstandsquadratgesetz

Ist D_1 die Dosisleistung im Abstand r_1 und D_2 die Dosisleistung im Abstand r_2, so gilt: $D_1 : D_2 = (r_2 : r_1)^2$ (s. Abb.).
Das A. gilt sowohl für (von einem kleinen Brennfleck emittierte) Röntgenstrahlung* als auch für Betastrahlung* und Gammastrahlung*, die von sehr kleinen Strahlenquellen ausgesandt werden.

Abwasser|de|kon|tamination (lat contaminare besudeln) f: Abtrennung radioaktiver Stoffe aus Abwässern; radioaktive Abwässer fallen u. a. beim Betrieb von Kernkraftwerken, radiochemischen Produktions- und Forschungsstätten und nuklearmedizinischen Klinikbereichen an. Sie dürfen nach der Strahlenschutzverordnung* aus Kontrollbereichen nur abgeleitet werden, wenn sie kontrolliert und hinsichtlich Art und Aktivität* bilanziert werden. Besteht die Gefahr einer Überschreitung der behördlich genehmigten Grenzwerte (Jahresabgabe der Aktivität oder mittlere Aktivitätskonzentration), so müssen radioaktive Abwässer zum Abklingen der Radioaktivität in einer Abklinganlage* zurückgehalten bzw. zum Abtrennen der radioaktiven Stoffe einer Dekontaminationsanlage* zugeführt werden.

> Die Verdünnung radioaktiver Abwässer unter die Grenzwerte der Strahlenschutzverordnung zur Umgehung einer Abwasserdekontamination ist nach dieser Rechtsverordnung unzulässig.

Actinoïde n pl: die Gruppe der im Periodensystem* der Elemente auf das Actinium (Ac) folgenden 14 Elemente der Ordnungszahlen 90 - 103 (Th, Pa, U, Np, Pu, Am, Cm, Bk, Cf, Es, Fm, Md, No, Lr); sie bilden ca. 200 bisher bekannte Isotope, die sämtlich radioaktiv zerfallen. Die Elemente nach dem Uran (Ordnungszahl 92) mit den Ordnungszahlen 93 - 103 heißen **Transurane*.**

ADI-Wert: Abk. für (engl) acceptable daily intake; dem jeweiligen Wissenstand entsprechende Menge (Dosis*) einer Substanz, meist eines Pestizids[*], die bei lebenslanger täglicher Exposition[*] als für die Gesundheit[*] akzeptabel angesehen werden kann.

Äqui|valent (lat aequus gleich; valere wert sein) n: das Gleichwertige, Ausreichende, z.B. Grammäquivalent[*], Äquivalentdosis*.

Äqui|valent|dosis (gr dosis Gabe, Menge) f: Kurzzeichen H; (radiol.) Produkt aus der Energiedosis* D und einem dimensionslosen Bewertungsfaktor q (auch RBW-Faktor genannt; vgl. Relative biologische Wirksamkeit); s. Dosis (radiol.).

Äqui|valent|dosis|leistung: Kurzzeichen H; Äquivalentdosis* pro Zeiteinheit; SI-Einheit Sievert* (Sv)/h, in der Nuklearmedizin* und im Strahlenschutz gebräuchlicher μSv/h (mrem/h); s. Dosisleistung, Dosis.

Af|finität (lat affinis benachbart) f: Verwandtschaft; **1.** (chemisch) Bestreben von Atomen und Molekülen, eine bestimmte chemische Verbindung einzugehen. **2.** (radiol.) Neigung eines Radioisotops*, sich in bestimmten Körpergeweben bzw. -organen anzureichern; vgl. Knochenaffine Elemente, Bioakkumulation, Strahlenbelastung. **3.** (immunologisch) Tendenz zur Vereinigung zwischen Antigen und Antikörper; meßbar durch die Gleichgewichtskonstante für ein gegebenes Ag/Ak-System. **4.** (histologisch) Neigung von Geweben bzw. Zellen, sich mit bestimmten Farbstoffen färben zu lassen; vgl. [Chromaffines Gewebe].

Aktivität (lat actio Handlung) f: kernphysikalische Größe; gibt an, wieviele Atomkerne sich in einem radioaktiven Präparat pro Zeiteinheit radioaktiv umwandeln (s. Radioaktivität); sie ist daher proportional zur Anzahl der instabilen Kerne im Präparat. Die SI-Einheit der A. ist das Becquerel* (Bq).
Der Zusammenhang zwischen der A. einer radioaktiven Substanz und der durch diese Substanz in einem Organismus bei Bestrahlung von außen durch Kontamination* oder von innen inf. Inkorporation* erzeugten Äquivalentdosis* (in Sievert*) ist kompliziert und

muß für **jede** radioaktive Substanz einzeln ermittelt werden:

> Die Äquivalentdosis bei Inkorporation eines Radionuklids hängt ab von
> 1. seiner Zerfallsart und den Energien der emittierten Strahlung
> 2. der physikalischen Halbwertzeit
> 3. der Art der Aufnahme (Ingestion oder Inhalation), Verweildauer und Ausscheidung (biologische Halbwertzeit)
> 4. seiner Verteilung im Gesamtorganismus.
>
> **Beispiel:**
> Die Äquivalentdosis beträgt bei Ingestion von 1000 Becquerel (Bq) Jod-131 ca. 500 µSv (50 mrem) für die Schilddrüse, 1000 Becquerel (Bq) Caesium-137 ca. 1,1 µSv (1,1 mrem) für den Gesamtorganismus.

Aktivitäts|messung: s. Strahlungsmeßgeräte.

Alpha|strahler: Radionuklide* hoher Ordnungszahl, die bei der radioaktiven Kernumwandlung Alphateilchen* emittieren (Alphastrahlung*). Wegen der kurzen Reichweite und hohen Ionisationsdichte der Alphastrahlung im Körpergewebe ist besonders bei Inkorporation* von A.n mit strahlenbiologischen Effekten zu rechnen.

Alpha|strahlung: Korpuskularstrahlen*, die beim Alphazerfall* von Radionukliden* hoher Ordnungszahl emittiert werden, bestehen aus zweifach positiv geladenen Alphateilchen* mit annähernd der vierfachen Protonenmasse (7294 · Elektronenmasse). Wegen der elektrischen Ladung gehört die A. zu den **direkt ionisierenden Strahlen,** wegen der relativ hohen Masse zu den **dicht ionisierenden Strahlen** (s. Ionisierende Strahlung).

A. besitzt im Weichteilgewebe eine von der Anfangsenergie abhängige Reichweite von einigen µm und wegen der hohen Ionisationsdichte eine im Vergleich zur Betastrahlung* bzw. Gammastrahlung* wesentlich höhere relative* biologische Wirksamkeit. Vgl. Gewebe-Eindringtiefe.

Alpha|teilchen: Korpuskel, die beim Alphazerfall* emittiert wird. Ein A. besteht aus 2 Protonen und 2 Neutronen, es ist zweifach positiv geladen, besitzt annähernd die vierfache Protonenmasse (7294 · Elektronenmasse) und entspricht dem Kern des Heliumatoms.

Alpha|zerfall: Instabile Atomkerne (Radionuklide*) hoher Ordnungszahl können sich unter Emission eines Alphateilchens* umwandeln. Da die Alphateilchen aus 2 Protonen und 2 Neutronen zusammengesetzt sind, entsteht beim A. ein Folgekern (Tochternuklid*), dessen Massenzahl um 4 und dessen Kernladungszahl (Ordnungszahl) um 2 Einheiten kleiner geworden ist und der damit zu einem neuen Element gehört. Nach dem Alphazerfall noch vorhandene Anregungsenergie des Tochternuklids wird als Gammastrahlung* abgegeben.

An|nihilations|strahlung (lat. nihil nichts): syn. Vernichtungsstrahlung*.

Anreicherung: s. Bioakkumulation.

Antimon n: chemisches Symbol Sb (Stibium), Ordnungszahl 51, relative Atommasse 121,75, 3- und 5wertiges, sehr unedles Metall; **Verwendung:** begrenzt als Legierungsbestandteil; als Antimonyltartrat (Brechweinstein) und Antimonpentasulfid (Goldschwefel) obsoletes Emetikum und Expektorans; organische A.verbindungen (z. B. Fuadin, Neostibosan, Solustibosan) als Chemotherapeutika wirksam z. B. bei Schistosomiasis[*], Trichinose[*], verschiedenen Formen der Leishmaniasen[*] (Orientbeule); biologische Halbwertzeit* bezogen auf Knochen und Lungen 100, auf verschiedene andere Organe 4 - 40 und auf den ganzen Körper durchschnittlich ca. 38 Tage.

Antimon-124 n: ^{124}Sb; instabiles, unter Bildung des Tochternuklids* Tellur-124 und Emission von Betastrahlung* und Gammastrahlung* zerfallendes Isotop des Antimon*; physikalische Halbwertzeit* 60 Tage; **Verwendung:** in der (kernphysik.) Technik; Sb-124 gehört zu den bei der Kernspaltung* freigesetzten flüchtigen oder bedingt flüchtigen Radionukliden*.

Antimon-125 n: ^{125}Sb; aus dem Mutternuklid* Zinn-125 entstandenes, instabiles, unter Bildung des Tochternuklids* Tellur-125 und Emission von Betastrahlung*, Gammastrahlung* und K*-Strahlung zerfallendes Isotop des Antimon*; physikalische Halbwertzeit* 2,5 Jahre; **Verwendung:** in der (kernphysik.) Forschung; Sb-125 gehört zu den bei der Kernspaltung* freigesetzten flüchtigen oder bedingt flüchtigen Radionukliden*.

Anti|teilchen (gr anti gegen): zu jedem Elementarteilchen* existiert ein A. gleicher Masse, beide unterscheiden sich in gewissen Quantenzahlen. Die A. geladener Elementarteilchen z. B. tragen jeweils eine gleich große Ladung entgegengesetzten Vorzeichens (Elektron bzw. Positron besitzen eine negative bzw. positive Elementarladung).

A. sind nicht beständig, sie zerstrahlen zusammen mit dem entsprechenden Elementarteilchen (Paarvernichtung*).

A|plastisches Syn|drom (gr aplastos formlos, ungestaltet; dromos Lauf) n: syn. Panmyelophthise, Panmyelopathie, Panzytopenie; häufig therapierefraktäre Knochenmarkinsuffizienz mit Störung aller drei Zellreihen der Hämopoese (Blutbildung[*]) und hoher Letalität (um 50 %). **Ätiol.: 1.** idiopathische Formen, angeboren (Fanconi[*]-Anämie) od. erworben (bei etwa der Hälfte aller Pat. sog. leere Anamnese); **2.** toxische (sekundäre) Formen inf. Exposition gegenüber exogenen Noxen, insbes. Chemikalien (z. B. Benzol), Medikamenten (Chloramphenicol, Phenylbutazon, Goldpräparate sowie viele andere, die potentiell zu einer Knochenmarkschädigung führen können), seltener im Rahmen von immunologischen Erkrankungen (Evans-Syndrom, Erythematodes integumentalis), Infektionskrankheiten (Virushepatitis, Miliartuberkulose), Pankreaserkrankungen, inf. neoplastischer

3

Knochenmarkinfiltrationen (malignes Lymphom, Plasmozytom, Karzinommetastasen) u. bei Schwangerschaft; die Markschädigung nach Verabreichung von Zytostatika oder Einwirkung ionisierender* Strahlung ist dosisabhängig. **Pathogenese:** Schädigung der pluripotenten hämopoetischen Stammzellen od. des Markstromas. **Klinik:** Blässe von Haut und Schleimhäuten, Leistungsschwäche, Dyspnoe, Tachykardie (Anämiesymptomatik), Neigung u. lokalen u. septischen Infektionen (Granulozytopenie), hämorrhagische[*] Diathese (Thrombozytopenie); die Sympt. sind Folge der Panzytopenie und abhängig von deren Ausmaß. Akute (oft tödliche) Krankheitsverläufe kommen vor, monate- od. jahrelange Verläufe sind jedoch typischer. Der Übergang in eine akute Leukämie ist möglich. **Diagn.:** (hämatologisch) Knochenmarkbiopsie[*]; typischerweise zellarmes Knochenmark (Fettmark) mit wenigen Retikulum-, Plasmazellen u. Lymphozyten. Trotz einer gelegentlich zu beobachtenden herdförmig verteilten Hyperplasie von hämopoetischem Markgewebe ist die Erythropoese immer ineffektiv. Es resultiert eine normochrome, normo- od. makrozytäre Anämie mit verkürzter Erythrozytenlebensdauer[*] u. niedriger Retikulozytenzahl im peripheren Blutbild. Der Eisenumsatz ist i.d.R. erniedrigt (Ferrokinetik[*]); (laborchem.) erhöhte Serumwerte für Eisen u. Ferritin, Erythropoetin charakteristischerweise in Serum u. Urin stark erhöht. **Ther.:** symptomatisch; Versuch der Stimulierung der Blutbildung mit Testosteronderivaten u. Glukokortikoiden (mindestens 4 Monate), bei schwerer Panzytopenie Substitution der zellulären Blutbestandteile (Erythro-, Granulo- bzw. Thrombozytenkonzentrate) möglichst HLA-identischer Spender, bei Infektionen frühzeitig Antibiotika bzw. Antimykotika; in manchen Fällen Heilung durch Knochenmarktransplantation[*] möglich. **Progn.:** ernst; Spontanremissionen kommmen nur in etwa 10 % der Fälle vor. Weitere **DD:** aplastische, perniziöse od. Folsäuremangelanämie, Leukämie, paroxysmale nächtliche Hämoglobinurie, Hypersplenismus.

Argon n: chemisches Symbol Ar, Ordnungszahl 18, relative Atommasse 39,948; Edelgas; **Verwendung:** (technisch) Schweiß- und inertes Schutzgas.

Argon-41 n: [41]Ar; instabiles, unter Bildung des Tochternuklids* Kalium-41 und Emission von Betastrahlung* und Gammastrahlung* zerfallendes Isotop des Argon*; physikalische Halbwertzeit* 1,83 Stunden; Ar-41 ist Bestandteil der atmosphärischen Luft; **Verwendung:** in der (kernphysik.) Forschung.

Atom (gr atomos unteilbar) n: kleinste, mit chemischen Methoden herstellbare Einheit der Materie. Das A. besitzt noch die typischen chemischen Eigenschaften des betreffenden Elements*. Mit physikalischen Methoden ist das A. weiter in Elementarteilchen* zerlegbar; dabei gehen die elementtypischen Eigenschaften des A.s verloren.

Nach Rutherford und Bohr besteht das A. aus einem positiv geladenen Kern und einer negativen Elektronenhülle. Der Durchmesser des A.s liegt in der Größenordnung von 10^{-10} m, der des Kerns bei 10^{-14} m.

Der **Atomkern** besteht aus Protonen* und Neutronen*; die Anzahl der Protonen (Kernladungszahl*) ist bestimmend für die chemischen Eigenschaften und die Stellung im Periodensystem* der Elemente (Ordnungszahl). A.e mit gleicher Protonen-, aber unterschiedlicher Neutronenzahl gehören zum gleichen Element und werden als Isotope* bezeichnet. Im A.kern finden die mit der Radioaktivität* und der Kernspaltung* verknüpften Vorgänge statt.

In der **Atomhülle** (Elektronenhülle des A.s) befinden sich beim neutralen A. genau soviele Elektronen wie Positronen im Kern, so daß sich die Ladungen gegenseitig kompensieren; die Elektronen können nach dem Bohr*-Atommodell bzw. dem Bändermodell verschiedene Energieniveaus einnehmen. Hier finden u.a. die Vorgänge statt, die mit chemischer Bindung, Emission* und Absorption* von Licht, Emission von charakteristischer Röntgenstrahlung*, Ionisierung* durch Wechselwirkungsprozesse* zwischen energiereicher Strahlung und Materie sowie der biologischen und biochemischen Strahlenwirkung* zusammenhängen.

Die Masse eines A. (A.gewicht) wird durch die **relative Atommasse** beschrieben; sie gibt an, um wieviel mal schwerer ein A. eines Elements ist als $^{1}/_{12}$ der Masse eines Kohlenstoff-12-Atoms (1961 von der IUPAC festgelegte dimensionslose Gammaeinheit); vgl. Masseneinheit, atomare.

Atom|bombe: Waffentyp, bei dem die Energie der Explosion (sehr schnelle Freisetzung großer Energiemengen an einem relativ kleinen Wirkort) entweder durch Kernspaltung* (unkontrollierte Kettenreaktion*) oder Kernverschmelzung (Fusionsprozeß*) entsteht; vgl. Kernwaffentypen.

Atomwaffen (auch Kernwaffen, nukleare Waffen) ähneln konventionellen Sprengwaffen insofern, als ihre zerstörende Wirkung im wesentlichen von Druckwellen (sehr heiße und komprimierte Gase) hervorgerufen werden, die infolge einer beträchtlichen Zunahme der Temperatur und des Drucks entstehen und sich in den umgebenden Medien (Luft, Wasser, Erde) fortpflanzen. Im Gegensatz zu den größten konventionellen Detonationen können atomare Explosionen viele tausendmal so stark sein; dabei werden wesentlich höhere Temperaturen (bis zu 100 Millionen Grad Celsius) erreicht, ein großer Teil der Energie wird in Form von Licht und Wärme freigesetzt (Hitzestrahlung) und von einer durchdringenden sog. Initialstrahlung (v.a. Gammastrahlung und Neutronen) begleitet; schließlich ist die Umgebung nach einer Atomexplosion über wechselnd lange Zeiträume radioaktiv verseucht. Diese sog. Residualstrahlung resultiert aus der Radioaktivität* der freigesetzten Spaltprodukte* (lokaler Fallout*) und der durch den Neutronenbeschuß hochradioaktiv gewordenen Bestandteile insbes. des Erdbodens. Hinzu kommt der globale Fallout.

Medizinische Folgen einer Atombomben-explosion: Bei den Überlebenden stehen (nach Beobachtungen in Hiroshima und Nagasaki im Jahr 1945) zunächst vor allem sog. Kombinationsschäden infolge Zusammenwirkens

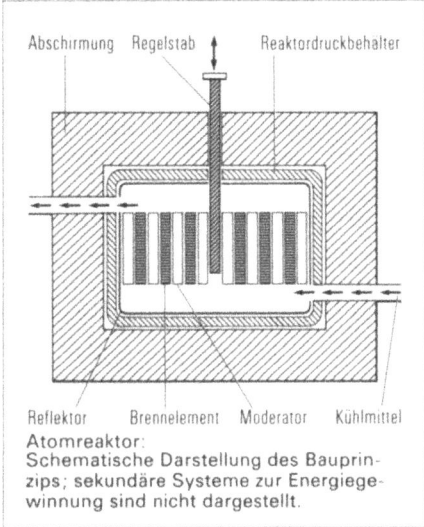

Atomreaktor:
Schematische Darstellung des Bauprinzips; sekundäre Systeme zur Energiegewinnung sind nicht dargestellt.

von Verbrennungen, Traumen und Ganzkörperbestrahlungen im Vordergrund; komplizierend kommt hinzu, daß sich im Unterschied zu thermischen oder mechanischen Verletzungen Strahlenschäden* je nach individueller Strahlenbelastung* und Dosisverteilung mit Latenzzeiten von bis zu mehreren Tagen bzw. Wochen (akut bis subakut) oder auch noch nach Jahren (chronisch) manifestieren können. Die nach den Angriffen auf diese beiden Städte beobachteten Folgen in der Bevölkerung (insgesamt etwa 300 000 Tote und etwa 200 000 Verletzte) können jedoch nur sehr eingeschränkt für eine Einschätzung der medizinischen Folgen eines Einsatzes von A.n in heutiger Zeit dienen, da die heute weltweit verfügbaren Kernwaffen die in Hiroshima und Nagasaki eingesetzten A.n auch einzeln (mit Ausnahme sog. taktischer Atomwaffen) an Sprengkraft um ein Vielfaches übertreffen; vielmehr ist sicher, daß eine solche Situation jede denkbare Organisationsform des Katastrophenschutzes und der Katastrophenmedizin weit überforderte.

Atom|gesetz: Gesetz über die friedliche Verwendung der Kernenergie und den Schutz gegen ihre Gefahren - Atomgesetz (AtG) vom 31.10.1976 (BGBl. I 1976 S. 3053). Es hat die Ziele: 1. die nichtmilitärische Erforschung und Nutzung der Kernenergie zu fördern; 2. Leben, Gesundheit und Sachgüter vor Gefahren der Kernenergie zu schützen; 3. eine Gefährdung der inneren und äußeren Sicherheit der Bundesrepublik Deutschland durch Anwendung oder Freiwerden ionisierender Strahlung zu verhindern; 4. die Erfüllung der internationalen Verpflichtungen der Bundesrepublik Deutschland auf dem Gebiet der Kernenergie und des Strahlenschutzes zu gewährleisten. Das A. bildet die Rechtsgrundlage u. a. der Strahlenschutzverordnung* und der Röntgenverordnung*.

Atom|re|aktor (lat actio Handlung) m: syn. Kernreaktor, Reaktor, (engl) pile; technische Einrichtung zur kontrollierten Durchführung der Kernspaltung* insbesondere zur Gewinnung von (Kern-)Energie (Stromerzeugung), kleinere A.en als Neutronenquellen zu Forschungszwecken, med. interessant auch für die Erzeugung von Radionukliden*. Ein A. besteht im **Prinzip** aus folgenden **Komponenten:** 1. **Brennelemente** aus geeigneten Brennmaterialien* (sog. Brenn- bzw. Spaltstoffe) und 2. **Moderator;** bilden den vom 3. **Kühlmittel** durchströmten **Reaktorkern,** aus dem die bei der Kernspaltung entstehende Wärme über 4. einen **Kühlkreislauf** abgeführt wird; 5. sog. **Regelstäben** (bewegliche Steuerelemente im Reaktorkern, meist aus Cadmium oder Bor als starke Neutronenabsorber); 6. einem den Reaktorkern umgebenden **Reflektor** (um einen Teil der entweichenden Neutronen zurückzustreuen); 7. einer **Strahlenabschirmung** nach außen (zur Absorption von Gammastrahlen* und Neutronen*). Zur kommerziellen Stromerzeugung werden heute weltweit technisch unterschiedliche Reaktortypen* verwendet.

Auto|radio|graphie (gr autos selbst; lat radius Strahl; gr graphein schreiben) f: photographisches Verfahren zum Nachweis von Radioaktivität in (biologischen) Proben oder Objekten, die radioaktive Substanzen enthalten oder in denen Radionuklide* durch Kernreaktionen* entstanden sind; das sich nach Entwicklung der photographischen Schicht ergebende Schwärzungsbild **(Autoradiogramm)** spiegelt die Häufigkeit und lokale

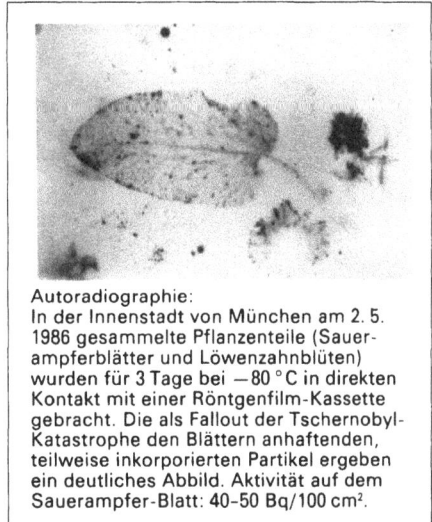

Autoradiographie:
In der Innenstadt von München am 2. 5. 1986 gesammelte Pflanzenteile (Sauerampferblätter und Löwenzahnblüten) wurden für 3 Tage bei $-80\,^{\circ}$C in direkten Kontakt mit einer Röntgenfilm-Kassette gebracht. Die als Fallout der Tschernobyl-Katastrophe den Blättern anhaftenden, teilweise inkorporierten Partikel ergeben ein deutliches Abbild. Aktivität auf dem Sauerampfer-Blatt: 40-50 Bq/100 cm².

5

Autoradiographie

Verteilung der radioaktiven Atome wider (s. Abb.). Eine radioaktive* Markierung von Proben erfolgt gewöhnlich mit Alpha- oder Betastrahlern, da Photoemulsionen gegenüber Gammastrahlen relativ unempfindlich sind. **Med. Anwendung:** u. a. zur histologischen Untersuchung von Geweben nach Speicherung eines für das zu untersuchende Gewebe „selektiven" Radionuklids; werden dünne Gewebeschnitte in direkten Kontakt mit einer photographischen Schicht gebracht (Kontaktverfahren der A.), entsteht eine exakte Abbildung der lokalen Häufigkeitsverteilung des Radionuklids, die funktionelle histologische Aussagen gestattet. Auch zur Untersuchung von Stoffwechselvorgängen (z. B. nach Applikation von Tritium*-markierten Substanzen), lokalen Durchblutungsverhältnissen (in Kombination mit der Densitometrie[*]) u. a.

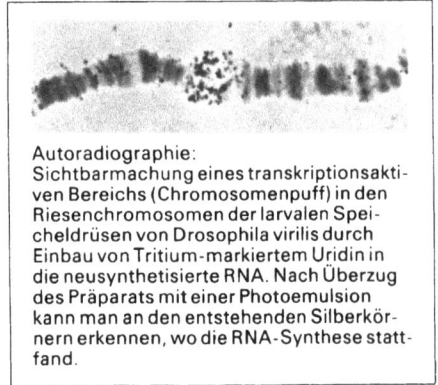

Autoradiographie:
Sichtbarmachung eines transkriptionsaktiven Bereichs (Chromosomenpuff) in den Riesenchromosomen der larvalen Speicheldrüsen von Drosophila virilis durch Einbau von Tritium-markiertem Uridin in die neusynthetisierte RNA. Nach Überzug des Präparats mit einer Photoemulsion kann man an den entstehenden Silberkörnern erkennen, wo die RNA-Synthese stattfand.

B

Bänder|modell n: Erweiterung des für ein Einzelatom geltenden Bohr*-Atommodells zur Beschreibung der möglichen Energiezustände von Elektronen in einem Kristallgitter; das B. ist besonders wichtig zur Beschreibung der Leitfähigkeitsverhältnisse in Halbleitern.
Wegen der gegenseitigen Beeinflussung (Störung) der Gitteratome verbreitern sich die einzelnen Energieniveaus (Schalen) zu Energiebändern; in den zwischen ihnen bestehenden Zonen können sich die Elektronen nicht aufhalten. Elektronen, die fest an die einzelnen Gitteratome gebunden sind, halten sich in einem **Valenzband** auf, solche die sich im Kristall frei bewegen, befinden sich im **Leitfähigkeitsband** und können zur elektrischen Leitfähigkeit beitragen.
Barium (gr barys schwer) n: chemisches Symbol Ba, Ordnungszahl 56, relative Atommasse 137,33, 2wertig; Erdalkalimetall; biologische Halbwertzeit* bezogen auf Knochen 65, auf die Lunge 6500, auf Muskelgewebe 2000, auf verschiedene andere kritische Organe 8 - 1000 und auf den ganzen Körper durchschnittlich 65 Tage. Alle löslichen Ba-Verbindungen sind giftig. Medizinisch wichtigste Ba-Verbindung: Ba-Sulfat (BaSO$_4$), B. sulfuricum (purissimum), unlöslich auch in Salzsäure; Anwendung als Röntgenkontrastmittel zur Untersuchung des Magen-Darm-Kanals; muß chemisch rein und frei von löslichen B.verbindungen sein.
Barium-137m n: ^{137m}Ba; aus dem Mutternuklid* Caesium-137 entstandenes, instabiles, unter Bildung des Tochternuklids* Lanthan-137 und Emission von Gammastrahlung* und K*-Strahlung zerfallendes Isotop des Barium*; physikalische Halbwertzeit* 2,55 Minuten; **Verwendung:** zu Forschungszwecken.
Barium-139 n: ^{139}Ba; aus dem Mutternuklid* Caesium-139 entstandenes, instabiles, unter Bildung des Tochternuklids* Lanthan-139 und Emission von Betastrahlung*, Gammastrahlung* und K*-Strahlung zerfallendes Isotop des Barium*; physikalische Halbwertzeit* 83 Minuten.
Barium-140 n: ^{140}Ba; aus dem Mutternuklid* Caesium-140 entstandenes, instabiles, unter Bildung des instabilen Tochternuklids* Lanthan-140 und Emission von Betastrahlung*, Gammastrahlung* und K*-Strahlung zerfallendes Isotop des Barium*; physikalische Halbwertzeit* 128 Tage; **Verwendung:** zu (kernphysik.) Forschungszwecken.
Baryonen n pl: Gruppe schwerer Elementarteilchen* mit Ruhemassen > 1800 · Elektronenmasse und halbzahligem Spin. Hierzu gehören z. B. die Nukleonen*.

Becquerel (Henri-Antoine B., Physiker, 1852-1908) n: Abk. Bq.; SI-Einheit der Aktivität* einer radioaktiven Substanz; 1 Bq = 1 Zerfall pro Sekunde (1 Bq = 1 s^{-1}). Nicht mehr zugelassen alte Einheit: Curie* (Ci).

> Die Angabe der Aktivität einer radioaktiven Stoffmenge allein sagt nichts aus über ihre biologische Wirkung.

Beta-minus-Teilchen: Bezeichnung für Elektronen*, die beim Betazerfall* entstehen (Betastrahlung*).
Beta-minus-Zerfall: Radionuklide*, die zu viele Neutronen* im Kern enthalten (relativer Neutronenüberschuß) und daher instabil sind, können unter Umwandlung eines Neutrons in ein Proton in ein Tochternuklid* übergehen, das bei gleicher Massenzahl eine um eine Einheit höhere Ordnungszahl besitzt. Es entsteht ein neues Element, das im Periodensystem* der Elemente um eine Stelle nach rechts gerückt ist. Bei diesem Vorgang wird ein Betateilchen* (und Antineutrino) emittiert (Beta*-minus-Strahlung). Nach dem B.-m.-Z. noch vorhandene Anregungsenergie des Tochternuklids wird als Gammastrahlung* abgegeben.
Beta-plus-Teilchen: Bezeichnung für Positronen*, die beim Beta*-plus-Zerfall entstehen (Betastrahlung*).
Beta-plus-Zerfall: Radionuklide*, die zu wenig Neutronen* im Kern enthalten (relativer Neutronenmangel) und daher instabil sind, können unter Umwandlung eines Protons in ein Neutron in ein Tochternuklid* übergehen, das bei gleicher Massenzahl eine um eine Einheit niedrigere Ordnungszahl besitzt. Es entsteht ein neues Element, das im Periodensystem* der Elemente um eine Stelle nach links gerückt ist. Bei diesem Vorgang wird ein Beta*-plus-Teilchen (und Neutrino) emittiert (Beta*-plus-Strahlung). Nach dem B.-p.-Z. noch vorhandene Anregungsenergie des Tochternuklids wird als Gammastrahlung* abgegeben.
Beta|strahler: Radionuklide*, die bei der radioaktiven Kernumwandlung Beta*-minus-Teilchen (Beta-minus-Strahlung) bzw. Beta*-plus-Teilchen (Beta-plus-Strahlung) emittieren. Besitzt das Tochternuklid* als Folge des Betazerfalls noch Anregungsenergie, wird diese als Gammastrahlung* abgegeben. Bei Beta-plus-Strahlern entsteht wegen der Paarzerstrahlung der Beta*-plus-Teilchen **immer** Gammastrahlung (Vernichtungsstrahlung*) mit 511 keV.

Betastrahlung

Beta|strahlung: β-Strahlung; Korpuskular-strahlung, die beim Betazerfall von Radionukliden* emittiert wird. Je nach Zerfallsvorgang entsteht Beta-minus-Strahlung (s. Beta-minus-Teilchen, Beta-minus-Zerfall) oder Beta-plus-Strahlung (s. Beta-plus-Teilchen, Beta-plus-Zerfall). B. gehört wegen ihrer Ladung zu den **direkt ionisierenden Strahlen,** wegen der geringen Korpuskelmasse zu den **locker ionisierenden Strahlen.** B. besitzt im Weichteilgewebe eine von der Anfangsenergie unabhängige Reichweite von einigen mm und praktisch gleiche relative* biologische Wirksamkeit wie Gammastrahlung*. Aus Beta-plus-Strahlung entsteht wegen der Paarzerstrahlung der Beta-plus-Teilchen immer Gammastrahlung mit 511 keV Quantenenergie (Vernichtungsstrahlung*).

Beta|teilchen: negativ bzw. positiv geladene Korpuskeln*, die bei radioaktiver Kernumwandlung emittiert werden. **Beta-minus-Teilchen** (β⁻-Teilchen) sind Elektronen*, die beim Beta*-minus-Zerfall von Radionukliden* entstehen. **Beta-plus-Teilchen** (β⁺-Teilchen) sind Positronen*, die beim Beta*-plus-Zerfall von Radionukliden entstehen.

Betatron n: syn. Zirkularbeschleuniger; Teilchenbeschleuniger zur Beschleunigung von Elektronen* auf hohe Energie. In seinem Aufbau ähnelt das B. einem Transformator, bei dem die Sekundärseite durch eine kreisförmige Hochvakuumröhre ersetzt ist, in der Elektronen durch ein entsprechendes Magnetfeld zu kreisförmiger Bewegung gezwungen werden. Jeder Umlauf entspricht einer Windung der Sekundärspule eines Transformators. Durch viele Umläufe erreicht man eine hohe Elektronenenergie (bei medizinischer Anwendung bis 42 MeV), die der hohen induzierten Spannung in einer Spule mit vielen Windungen entspricht, ohne daß diese hohe Spannung tatsächlich erzeugt zu werden braucht.

Mit Hilfe eines Ablenkungssystems kann man die Elektronen nach außen leiten oder ein geeignetes Metallblech (Target) beschießen und so ultraharte Röntgenbremsstrahlung (s. Röntgenstrahlung, Abb.) erzeugen. Energiereiche Elektronenstrahlung und Röntgenbremsstrahlung werden in der Strahlentherapie*, insbesondere zur Behandlung von tiefliegenden Tumoren bzw. Neoplasien von Knochen und Knochenmark verwendet. Die zum Erreichen des Therapieziels erforderliche Strahlenbelastung* reduziert sich gegenüber Röntgenstrahlung (10-250 kV) beim Einsatz des B.s ganz erheblich. Heute wird das B. in zunehmendem Maß vom Linearbeschleuniger[*] abgelöst; vgl. Teilchenbeschleuniger.

Bio|ak|kumulation (gr bios Leben; lat accumulare anhäufen) f: Anreicherung chemischer Substanzen in belebten Komponenten des Ökosystems, wobei steigende Konzentrationen der Substanzen resultieren; meist i. S. der selektiven Aufnahme unphysiologischer oder toxischer Elemente oder chemischer Verbindungen aus der unbelebten Natur und Weitergabe über eine Nahrungskette[*]. Voraussetzung der B. ist eine relativ lange Verweildauer der Substanzen im Organismus (lange biologische Halbwertzeit*) bzw. eine insgesamt geringe oder selektive Elimination*

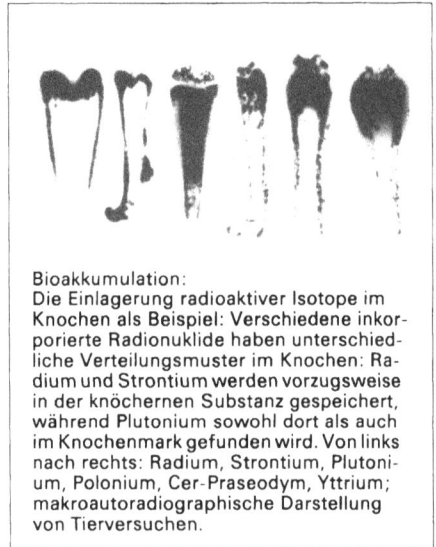

Bioakkumulation:
Die Einlagerung radioaktiver Isotope im Knochen als Beispiel: Verschiedene inkorporierte Radionuklide haben unterschiedliche Verteilungsmuster im Knochen: Radium und Strontium werden vorzugsweise in der knöchernen Substanz gespeichert, während Plutonium sowohl dort als auch im Knochenmark gefunden wird. Von links nach rechts: Radium, Strontium, Plutonium, Polonium, Cer-Praseodym, Yttrium; makroautoradiographische Darstellung von Tierversuchen.

(z. B. Speicherung in bestimmten Organen oder Elimination über die Milch; s. [Kuhmilch], [Muttermilch]). Beispiele für die **B. chemischer Substanzen** sind Cadmium[*] (s. [Itai-Itai-Krankheit]) und andere Schwermetalle[*], Quecksilber[*] (s. [Minamata-Krankheit]), Polychlorierte[*] Biphenyle (PCB; vgl. [Yusho-Krankheit]) und andere halogenierten Kohlenwasserstoffe (z. B. DDT[*]), die z. T. über die Muttermilch in erheblich konzentrierter Form ausgeschieden werden. Die **B. von Radionu-**

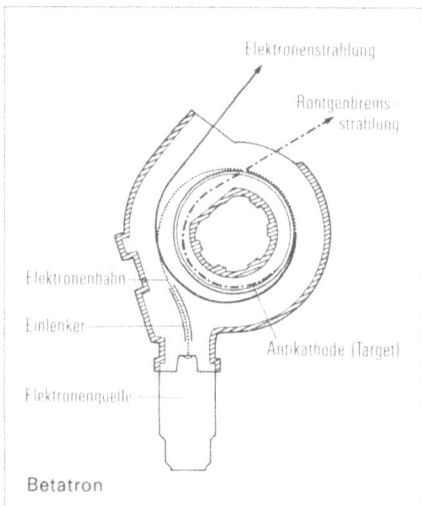

Betatron

Elektronenstrahlung

Röntgenbrems-strahlung

Elektronenbahn

Einlenker

Antikathode (Target)

Elektronenquelle

kliden* führt über Nahrungsketten u. U. zu einer deutlichen Steigerung der inkorporierten Aktivität* und entsprechend hoher Strahlenbelastung*. Relativ genau untersucht ist die B. von Jod: Nach Kontamination des Grünfutters von Kühen durch Fallout* bzw. Aufnahme des Jod in die Pflanzen erfolgt eine bevorzugte Ausscheidung in der Kuhmilch. Die nachfolgende selektive Speicherung des Jod in der menschlichen Schilddrüse[*] kann im Fall von radioaktivem Jod zu einer hohen Organbelastung führen (vgl. Organdosis). Von besonderem medizinischem Interesse sind daneben auch knochenaffine Radioisotope (s. Knochenaffine Elemente) und die Radioisotope des Caesium* (Speicherung u. a. in Muskelgeweben) und des Cadmium (Speicherung u. a. in Lebergeweben); vgl. [Umwelttoxikologie].

Bio|logische Halbwert|zeit (gr logos Lehre) : s. Halbwertzeit.

Blei: chemisches Symbol Pb (Plumbum), Ordnungszahl 82, relative Atommasse 201,2; 2-und 4wertiges, blaugraues, weiches und dehnbares Schwermetall, Dichte 11,34 g/cm^3, Schmelzpunkt 327,43°C, Siedepunkt 1751°C; ubiquitäres, jedoch nicht lebenswichtiges Element*. **Verwendung:** (med.) in der Radiologie zur Abschirmung gegen ionisierende* Strahlung (vgl. Bleigleichwert, Gonadenschutz); (kernphysik.) zur Abschirmung* in kerntechnischen Versuchs- und Leistungsanlagen (Atomreaktor*); (technisch) in der Akkumulatorenindustrie, für Kabelummantelungen und für Formgußteile; von dem als Antiklopfmittel im Benzin verwendeten Pb gelangen ca. 75% mit den Kfz-Abgasen in die Umwelt. **Toxikologie:** bei Aufnahme über den Verdauungstrakt, die Atemwege, Haut und Schleimhäute sind Pb und seine Derivate akut giftig, auch eine Langzeitinkorporation geringerer Dosen ist toxisch (vgl. [Bleivergiftung]); bereits Spuren führen zur Beeinträchtigung der Blutbildung und des Nervensystems; es reichert sich als Summationsgift im Organismus an und wirkt embryotoxisch. In der Bundesrepublik Deutschland werden z. Z. durchschnittlich 200 - 300 µg Pb/Tag oral mit der Nahrung aufgenommen, von denen 10% (20 - 30 µg/Tag) resorbiert werden (durch die WHO vorgeschlagener Grenzwert ca. 430 µg/ Tag oral), dazu kommen täglich ca. 6 - 12 µg über die Atemwege resorbiertes Pb. Das vom Organismus resorbierte Pb wird zu 90% in den Knochen abgelagert; die biologische Halbwertzeit bezogen auf Knochengewebe beträgt ca. 10 Jahre; vgl. Knochenaffine Elemente.

Blei|gleichwert: veralteter strahlenschutztechnischer Begriff zur Kennzeichnung der Abschirmwirkung eines Materials; der B. gibt diejenige Dicke einer Bleischicht in Millimeter an, die für Photonenstrahlung die gleiche

Schwächung der Dosisleistung hervorruft wie die betrachtete Materialschicht beliebiger Art.

Bohr-Atom|modell (Niels B., Physiker, Kopenhagen, 1885-1962) n: beschreibt zunächst für das einfachste Atom*, das Wasserstoffatom, die in der Elektronenhülle vorliegenden Energieverhältnisse (Bohr, 1913). Für kompliziertere Atome wurde das Modell von Arnold Sommerfeld (Physiker, München, 1868-1951) erweitert (Bohr-Sommerfeld-Atommodell, 1915).

Nach dem B.-A. kann sich das Elektron nur auf diskreten, stationären Kreisbahnen um den positiv geladenen Atomkern bewegen. Diese Bahnen werden auch als Energieniveaus oder Schalen bezeichnet, durch die sog. Hauptquantenzahl n = 1, 2, 3,... beschrieben und mit den Buchstaben K (für n = 1), L (für n = 2), M, N usw. benannt. Auf einer Schale mit der Hauptquantenzahl n können sich höchstens $2n^2$ Elektronen aufhalten, d. h. auf der K-Schale 2, auf der L-Schale 8 Elektronen usw. Elektronen in der K-Schale sind am stärksten an den Atomkern gebunden; diese Bindung nimmt zur L-, M-, N-Schale hin ab.

Um ein Elektron auf eine Schale mit einer höheren Hauptquantenzahl zu heben, muß Energie aufgewendet werden. Wenn ein Elektron auf einen freien Platz in einer tieferen Schale springt, wird die Energiedifferenz zwischen diesen beiden Energieniveaus in Form elektromagnetischer* Wellen abgegeben. Je nach dem freiwerdenden Energiebetrag ist dies u. a. Licht[*]; Ultraviolettstrahlung* oder charakteristische Röntgenstrahlung*.

Bei der Verfeinerung des B.-A.s für kompliziertere Atome werden außerdem noch Bahndrehimpuls- Spinquantenzahlen der Elektronen berücksichtigt, um die bei Elektronensprüngen emittierten Spektren deuten zu können; vgl. Elementarteilchen, [Spektrum], Bändermodell.

Bremsstrahlung: s. Röntgenstrahlung.

Brennmaterialien n pl: zum Betrieb eines Atomreaktors* geeignete Materialien (sog. Brenn- bzw. Spaltstoffe), die im Reaktorkern meist in Form von stab-, kugel- oder plattenförmigen Brennelementen angeordnet sind; (kernphysik.) **Voraussetzungen:** Die Bindungsenergie eines Neutrons muß ausreichend sein, um eine Kernspaltung* zu verursachen, d. h. das Neutron braucht keine kinetische Energie mitzubringen (sog. langsamere thermische Neutronen); heute verwendete B. sind Uran-235 (zu 0,715% in natürlichem Uran enthalten), Uran-233 (in Atomreaktoren gewonnen durch Neutroneneinfang von Thorium-232) und Plutonium-239 (in Reaktoren gewonnen durch Neutroneneinfang von Uran-238).

Brüter, schneller: s. Reaktortypen.

C

C-14: s. Kohlenstoff-14.

Caesium (lat caesius bläulich) n: chemisches Symbol Cs, Ordnungszahl 55, relative Atommasse 132,91, 1wertig; Alkalimetall; biologische Halbwertzeit* bezogen auf Knochen, Lunge und Muskelgewebe 140, auf verschiedene andere kritische Organe 40 - 100 und auf den ganzen Körper ca. 70 Tage.

Caesium-134 n: ^{134}Cs; instabiles, unter Bildung des Tochternuklids* Barium-134 und Emission von Betastrahlung* und Gammastrahlung* zerfallendes Isotop des Caesium*; physikalische Halbwertzeit* 2,06 Jahre; **Verwendung:** in der (kernphysik.) Technik. Cs-134 gehört zu den bei der Kernspaltung* freigesetzten flüchtigen oder bedingt flüchtigen Radionukliden*.

Caesium-137 n: ^{137}Cs; aus dem Mutternuklid* Xenon-137 entstandenes, instabiles, unter Bildung des Tochternuklids* Barium-137 und Emission von Betastrahlung*, Gammastrahlung* und K*-Strahlung zerfallendes Isotop des Caesium*; physikalische Halbwertzeit* 30,1 Jahre; biologische Halbwertzeit (bezogen auf die kritischen Organe) 17 Tage; **Verwendung:** (med.) in der Strahlentherapie[*]; in der Technik (z. B. in der Lebensmitteltechnik zur Sterilisierung von Lebensmitteln), zu Forschungszwecken; Cs-137 gehört zu den bei der Kernspaltung* freigesetzten flüchtigen oder bedingt flüchtigen Radionukliden*.

Cer (lat Ceres mythologische Gestalt) n: chemisches Symbol Ce, Ordnungszahl 58, relative Atommasse 140,12, 14 Isotope (davon 10 radioaktiv); biologische Halbwertzeit* bezogen auf Knochen 1500, auf verschiedene andere kritische Organe 300 - 500 und auf den ganzen Körper durchschnittlich 563 Tage.

Cer-141 n: ^{141}Ce; aus dem Mutternuklid* Lanthan*-141 entstandenes, instabiles, unter Bildung des Tochternuklids* Praseodym-141 und Emission von Betastrahlung*, Gammastrahlung* und K*-Strahlung zerfallendes Isotop des Cer*; physikalische Halbwertzeit* 32,5 Tage; **Verwendung:** zu (kernphysik.) Forschungszwecken; Ce-141 gehört zu den bei der Kernspaltung* freigesetzten flüchtigen oder bedingt flüchtigen Radionukliden*.

Cer-144 n: aus dem Mutternuklid* Lanthan-144 entstandenes, instabiles, unter Bildung des instabilen Tochternuklids* Praseodym-144 und Emission von Betastrahlung*, Gammastrahlung* und K*-Strahlung zerfallendes Isotop des Cer*; physikalische Halbwertzeit* 284,2 Tage; **Verwendung:** in der (kernphysik.) Technik; im Tierversuch verursachten Expositionen mit Ce-144 tödliche Strahlenschäden*, insbesondere maligne

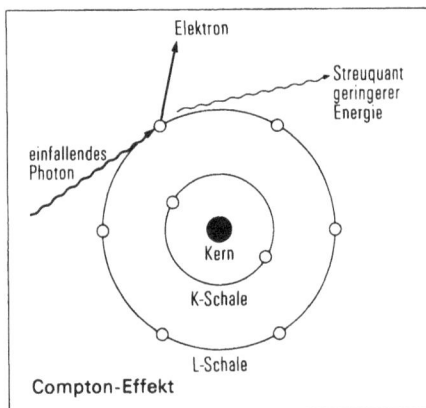

Compton-Effekt

Neoplasien an Lunge und Leber; Ce-144 gehört zu den bei der Kernspaltung* freigesetzten flüchtigen oder bedingt flüchtigen Radionukliden*.

Chrom (gr chroma Farbe) n: chemisches Symbol Cr, Ordnungszahl 24, relative Atommasse 52,0, 2-, 3- und 6wertiges Metall; **Verwendung:** (technisch) in der Metallurgie als Rostschutz (Verchromen), als Grundstoff zur Herstellung von Farben; Chromtrioxid (Chrom(VI)oxid) CrO_3 ist, besonders in saurer Lösung, ein starkes Oxidationsmittel; Chromsäure H_2CrO_4 (Acidum chromicum) wird als Ätzmittel in der Zahnheilkunde verwendet. Biologische Halbwertzeit* auf einzelne kritische Organe bzw. auf den ganzen Körper bezogen durchschnittlich ca. 616 Tage.

Chrom-51 n: ^{51}Cr; aus dem Mutternuklid* Mangan-51 entstandenes, instabiles, unter Bildung des Tochternuklids* Vanadium-51 und Emission von Gammastrahlung* und K*-Strahlung zerfallendes Isotop des Chrom*; physikalische Halbwertzeit* 27,8 Tage; **Verwendung:** (med.) zu Diagnosezwecken; Cr-51 gehört zu den bei der Kernspaltung* freigesetzten flüchtigen oder bedingt flüchtigen Radionukliden*.

Chromo|somen-Ab|errationen, strahlen-in|duzierte (gr chroma Farbe; soma Körper; lat aberratio Abweichung; inducere bewirken) f pl: durch ionisierende* Strahlung ausgelöste Veränderungen an den Chromosomen[*] (Chromosomenmutationen) in somatischen Zellen oder in Keimzellen (meist Chromosomenbrüche); nach hohen Strahlendosen (Atombombenopfer) auch beim Menschen in peripheren Blutzellen eindeutig nachgewiesen. Exogen ausgelöste Chromosomenmutationen werden selten vererbt, da sie in der überwiegenden Zahl während der Pränatalperiode* letal wirken. Vgl. Strahlenschäden, genetische.

Ci: Abk. für Curie*.

Compton-Ef|fekt (Arthur C., Physiker, Chicago, 1892-1912) m: Wechselwirkung ionisierender Photonenstrahlung mit Materie. Ein Photon löst ein locker gebundenes Elektron aus dem äußeren Teil der Atomhülle und überträgt ihm einen Teil seiner Energie. Das Elektron (Sekundärelektron) überträgt diese Energie durch Ionisierung* auf das Absorbermaterial. Das Photon fliegt mit geänderter Richtung als energieärmeres Streuquant weiter. Der C.-E. nimmt mit zunehmender Photonenenergie ab und hängt kaum von der Ordnungszahl des Absorbermaterials ab. Er ist der vorherrschende Wechselwirkungsprozeß bei der Strahlentherapie mit der Gammastrahlung des ^{60}Co.

Curie (Marie C., Physikerin, Paris, 1867-1934) n: Abk. Ci; nicht mehr zugelassene Einheit der Aktivität*. 1 Ci entspricht der Aktivität von 1 g Ra-226 (Radium*), in dem sich $3{,}7 \cdot 10^{10}$ Kerne pro Sekunde radioaktiv umwandeln. Gültige SI-Einheit der Aktivität einer radioaktiven Substanz (Radioaktivität*) ist das Bequerel* (Bq); s. a. [Einheiten].

Curie|meter (gr metron Maß) n: i. d. R. nach dem Prinzip der Ionisationskammer* aufgebautes Gerät zur einfachen, ausreichend genauen Absolutbestimmung der Aktivität* von Radionukliden* und Radiopharmaka* in nuklearmedizinischen Labors.

D

De|kon|tamination (lat contaminare besu-
deln) f: Entseuchung, Beseitigung einer Kontamination*. **1.** (nuklearmed.) Behebung einer
oberflächlichen radioaktiven Kontamination
von Räumen, Gegenständen, Lebensmitteln
oder Personen nach verschiedenen Verfahren.
D. ist abzugrenzen gegenüber der Entsorgung
von radioaktivem Abfall* und der Entfernung
inkorporierter Radionuklide* (Dekorporation*). Ziel der D. ist die Entfernung von Radionukliden und die Unterbindung weiterer
Verteilung bzw. die Fixierung ihrer Aktivität
zur Vermeidung weiterer Kontaminationsge-
fahr. Auf den Schutz des mit der D. befaßten
Personals durch Schutzkleidung und Kontrollmessungen ist besonders zu achten, die
Bestimmung der Radioaktivität vor und nach
der D. ist zur Kontrolle des Erfolgs unabding-
bar, die zur D. verwendeten Hilfsmittel (Bür-
sten, Zellstoff usw.) und Dekontaminationsmittel* sind zu sammeln, zu kontrollieren und
ggf. zu entsorgen. Die **D. von Gegenständen**
erfolgt zur Vermeidung der Resuspension radioaktiver Stäube i. d. R. mittels Wasser mit
milden reinigungsaktiven Tensiden, u. U. auch
mit Komplexbildnern oder schwachen Säuren
(s. Dekontaminationsmittel), in schwierigen
Fällen durch mechanische Abtragung der
Oberflächen oder Beschichtung mit Alphastrahlung oder weiche Betastrahlung absorbierenden Farben. Im Falle von Kontamination durch Radionuklide mit kurzer Halbwertzeit* kann eine zeitweilige Lagerung in einer
Abklinganlage* zur D. ausreichen. Die **D. von
Personen** setzt eine Messung und Lokalisa-
tion der Kontamination voraus und hat so zu
erfolgen, daß eine Verschleppung der Kontamination auf nicht-kontaminierte Körperpar-
tien vermieden wird. Nach Entfernen und Entsorgen kontaminierter Kleidung wird die kontaminierte Haut mit viel warmem Wasser und
Seife, kontaminiertes Haar mit Shampoo, ge-
waschen, wobei Schädigungen der Haut vermieden werden müssen, um eine Inkorporation* von Radionukliden auszuschließen.

> Vorsicht bei Dekontamination von Perso-
> nen:
> Bei Hautschädigung droht Inkorporation
> verbliebener Radionuklide!

Nach Kontrollmessungen persistierende Kontamination kann - unter unbedingter Scho-
nung der Haut - mit Abriebpasten, abrasiven
Sandseifen, oxidierenden Substanzen (Kaliumpermanganat, Natronbleichlauge) oder -

bei kationischer Kontamination - mit Komplexbildnern entfernt werden. Kontaminierte
Personen sind auf eine evtl. Inkorporation
von Radionukliden zu überprüfen (z. B. Messung der Aktivität in Nasensekret und Spu-
tum); ggf. sind entsprechende Maßnahmen
einzuleiten. Die **D. offener Wunden** muß unter
ärztlicher Aufsicht erfolgen; zur Verminde-
rung der Inkorporation über die Blutbahn ist
eine sofortige wundnahe Stauung sinnvoll. Abwässer, Handtücher usw. sind zu sammeln, zu
kontrollieren und ggf. zu entsorgen. **2.** (hygienisch-mikrobiologisch) Weitgehende Beseitigung der körpereigenen mikrobiellen Flora
bei infektgefährdeten Personen oder vor best.
operativen Eingriffen durch Desinfektionsmittel oder Behandlung mit nicht-resorbierba-
ren Antibiotika. S. a. [Desinfektion][Gnotobio-
tische Behandlung], [Nosokomial-Infektio-
nen]. **3.** (toxikologisch) Entfernung einer Kontamination mit chemischen (Schad-)Stoffen
(Detoxikation, Entgiftung).

De|kon|taminations|anlage: Einrichtung
zur Dekontamination* von radioaktiv belasteten Abwässern, Gegenständen oder Personen; i. e. S. Sonderausführung der Abwasser-
Abklinganlage* zur Dekontamination radioaktiver Abwässer mit langlebigen Radionukliden (Halbwertzeit > 100 Tage). Das gebräuch-
lichste Verfahren zur Abwasserdekontamination* ist die Verdampfung des Abwassers in einem geschlossenen Kreislauf. Dabei wird der
radioaktive Anteil der Flüssigkeit aufkonzen-
triert. Das Konzentrat wird anschließend als
radioaktiver Abfall* behandelt, das Destillat
kann nach erneuter Prüfung der Aktivitätskonzentration entweder - bei Unterschrei-
tung der Grenzwerte - in die öffentliche Kana-
lisation abgeleitet oder einem erneuten Ver-
dampfungsprozeß unterzogen werden. Ein
weiteres Verfahren ist die Bindung der radioaktiven Stoffe an Ionentauschersubstanzen
und deren anschließende Behandlung als radioaktiver Abfall*.

De|kon|taminations|mittel: Zur Dekonta-
mination* radioaktiv verseuchter Räume, Gegenstände oder Personen verwendete Substanzen. Man unterscheidet: **1.** reinigungsakti-
ve Tenside[*] in wäßriger Lösung; **2.** Komplex-
bildner (Chelatbildner[*]), z. B. Äthylendi-
amintetraessigsäure[*] (EDTA); **3.** Säuren
(Phosphorsäure, Schwefelsäure, Salpetersäu-
re; Chromschwefelsäure zur Dekontamination von Glasgegenständen); **4.** alkalische Lösungen; **5.** schaumregulierte synthetische Tenside mit Komplexbildnern zur (abwasserspa-
renden) Dekontamination von verseuchter
Kleidung in Wäschereien.

De|korporation (lat corpus Körper) f: Entfernung von Radionukliden* aus dem Körper mit dem Ziel der Verhinderung oder Verminderung von Strahlenschäden*, wobei folgende Vorgehensweisen unterschieden werden: **1. Mechanische Methoden** zur unspezifischen Verhinderung der Resorption (z. B. Lungenspülung, Gewebeexzision). **2. Physikalisch-chemische oder chemische Methoden** zur spezifischen Verminderung der Resorption und Beschleunigung der Elimination*; hierbei werden u. a. Darmadsorbenzien (z. B. Barium*-Sulfat oder Alginsäure[*] bei Radiostrontium-Ingestion), Komplexbildner (z. B. Ferrihexacyanoferrat bei Radiocaesium-Ingestion) oder Chelatbildner[*] (z. B. Ca-DTPA und Deferoxamin[*] bei Plutonium-Inkorporation) eingesetzt. Daneben ist u. U. durch die Bereitstellung eines Überangebots inaktiver Isotope die Exkretion der Radioisotope zu beschleunigen (z. B. Gabe von stabilem Strontium oder Kalzium zur D. von Radiostrontium); hierzu zählt auch die Jodidblockade* der Schilddrüse durch - prophylaktische oder unmittelbar nach Strahlenexposition erfolgende - Applikation von stabilem Jod. **3. Biologische** (therapeutische) **Methoden** zur Verhinderung der Akkumulation in einzelnen Organen (z. B. thyreostatische Behandlung zur Verhinderung der Akkumulation von Radiojod).

% Osteosarkome

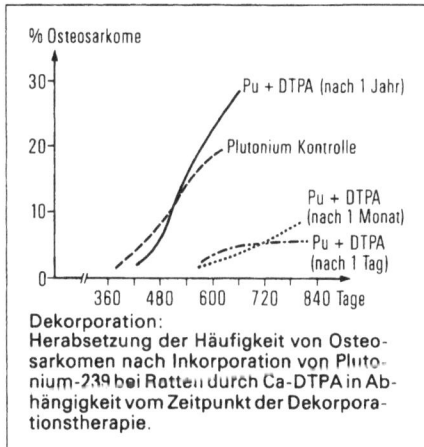

Dekorporation:
Herabsetzung der Häufigkeit von Osteosarkomen nach Inkorporation von Pluto-nium-239 bei Ratten durch Ca-DTPA in Abhängigkeit vom Zeitpunkt der Dekorporationstherapie.

Entscheidend für den Erfolg der D. ist der Zeitpunkt des Therapiebeginns (s. Abb.), da alle beschriebenen Maßnahmen nur in der Anfangsphase einer Inkorporation* effektvoll sind, wobei der Therapieerfolg weiter dadurch eingeschränkt wird, daß die Radiotoxizität* vieler Radionuklide nicht proportional mit ihrer D. abnimmt und die angewendeten Verfahren z. T. erhebliche Nebenwirkungen und eine geringe therapeutische[*] Breite haben.

Delta|strahlen: Bezeichnung für Elektronen*, die durch Ionisationsprozesse (Wechselwirkungsprozesse* von ionisierender* Strahlung mit Materie) entstehen (Deltaelektronen) und dabei soviel Energie übertragen be-

kommen, daß sie ihrerseits ionisieren und eine eigene sog. Bahnspur von Ionisationsvorgängen erzeugen können; vgl. Nebelkammer.

De|tektor (lat detegere, detectum aufdecken, enthüllen) m: allgemein Nachweisgerät, z. B. für Licht (Photozelle[*]); i. e. S. Nachweiseinrichtung für ionisierende* Strahlung; s. Strahlungsdetektoren, Strahlungsmeßgeräte.

Deuterium (gr deuteros Zweiter) n: schwerer Wasserstoff, chemisches Symbol D bzw. ^{2}H (Nuklidsymbol), relative Atommasse 2,0147; stabiles, natürlich vorkommendes Wasserstoffisotop (zu ca. 0,02 % in normalem Wasserstoff* enthalten) mit der OZ 1 und der Massenzahl 2, das als Atomkern anstelle eines Pro-

Deuterium
Vergleich einiger charakteristischer Eigenschaften von D$_2$O und H$_2$O

Physikalische Eigenschaft	D$_2$O	H$_2$O
Dichte bei 20 °C	1,1059	0,9982
Temperatur des Dichtemaximums	11,6 °C	4,0 °C
Schmelzpunkt	3,82 °C	0,0 °C
Siedepunkt	101,43 °C	100,0 °C

tons ein Deuteron* besitzt. D. reagiert mit Sauerstoff zu D$_2$O (schweres Wasser), das sich aufgrund seiner chemischen und physikalischen Eigenschaften von Wasser (H$_2$O) unterscheiden läßt (s. Tab.). **Anwendung** u. a. zur Markierung chemischer Verbindungen, (kernphysikalisch) als Moderator* in Atomreaktoren; vgl. Tritium.

Deuteron n: der aus einem Proton und einem Neutron bestehende stabile Atomkern des natürlich vorkommenden schweren Wasserstoffisotops Deuterium*; kernphysikalisch von Bedeutung, da es sich um den einzigen aus zwei Nukleonen* bestehenden stabilen Kern handelt und außerdem nur reine Kernkräfte wirken. **Anwendung:** u. a. zur Erzeugung von Neutronen* durch Beschuß von z. B. Tritium* mit D.en.

Direkt ionisierende Strahlung: s. Ionisierende Strahlung.

Dosi|metrie (gr dosis Gabe; metron Maß) f: Strahlendosismeßverfahren; (radiol.) die Messung der Dosis* bzw. der Dosisleistung* in Luft (Ionendosis*) oder in bestrahlten Objekten (Energiedosis*) unter Anwendung von Strahlendosismeßgeräten **(Dosimeter)** mit dem Ziel, die durch ionisierende* Strahlung auf Materie übertragene Energie zu bestimmen. Dem Prinzip nach werden physikalische, chemische und biologische Verfahren der D. unterschieden. In der medizinischen Radiologie (Röntgenologie, Strahlentherapie) werden bevorzugt Dosimeter nach dem Prinzip der luftgefüllten Ionisationskammer* verwendet, im Strahlenschutz* vor allem sog. Individualdosimeter wie Filmdosimeter, Füllhalterdosimeter, Thermolumineszenzdosimeter (z. B. Fingerringdosimeter zur Ermittlung von Teil-

Dosis

körperdosen an den Händen) u. a.; vgl. Fricke-Dosimeter, Strahlungsmeßgeräte.

Dosis f: Abk. Dos., D, d,; **1.** (pharmakologisch) verabreichte Menge eines Arzneimittels, i. d. R. in Gewichtseinheiten oder Internationalen Einheiten der Wirksubstanz; die

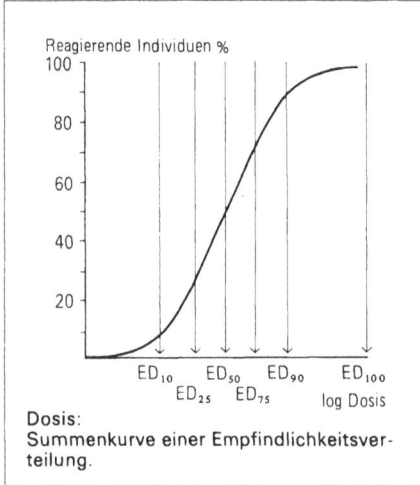

Reagierende Individuen %

Dosis:
Summenkurve einer Empfindlichkeitsverteilung.

Wirkdosis (WD, auch Effektivdosis, ED bzw. DE, dosis effectiva) hängt ab von der Konzentration des Pharmakons am Wirkort, d. h. von der verabreichten D. bezogen auf das Körpergewicht (unter Berücksichtigung der Biokinetik des Wirkstoffs) und von individuell unterschiedlicher (in Bevölkerungen meist einer Normalverteilung entsprechender) Empfindlichkeit gegenüber dem Wirkstoff; als WD_{50} (ED_{50}) wird daher diejenige D. bezeichnet, bei der innerhalb eines bestimmten Zeitraums bei 50% der Individuen eine Wirkung eintritt (s. Abb.). Die **Letaldosis** (LD) ist diejenige D., bei der innerhalb eines bestimmten Zeitraums der Tod eintritt; meist spezifisch als LD_{100}, LD_{50} usw. angegeben.

Weitere Dosisbezeichnungen sind: **ED:** empirisch ermittelte therapeutische **E**inzel**d**osis; **MED:** **M**aximal zugelassene **E**inzel**d**osis (im Deutschen[*] Arzneibuch festgelegt); **MDT:** **M**aximal zulässige **T**ages**d**osis (im Deutschen Arzneibuch festgelegt); vgl. [Höchstabgabemenge]; **Dosis refracta:** Bezeichnung für eine verringerte D. Vgl. Dosis/Wirkungsbeziehungen, No observed effect level, Risikoabschätzung, toxikologische, Schwellendosis, Gifte.

2. (radiol.) Meßgröße zur Charakterisierung ionisierender* Strahlung hinsichtlich der mit ihr verknüpften biologischen Wirkungen (s. Strahlenwirkung).

> Die **biologische Wirkung** ionisierender Strahlung hängt u. a. zusammen mit
> 1. der im Gewebe durch Anregung und Ionisierung absorbierten Energie (Energiedosis)
> 2. der Dichte der Ionisationsprozesse (Relative biologische Wirksamkeit, Bewertungsfaktor q)
> 3. modifizierenden Faktoren wie z. B. der zeitlichen Verteilung einer Bestrahlung.

Dosis
Übersicht über Dosisgrößen und -einheiten ionisierender Strahlung

Anwendungsbereich	Dosisgröße	Definition	SI-Einheit	Alte Einheit	Beziehung zwischen den Einheiten
Strahlentherapie	Energiedosis D	$\dfrac{\text{absorbierte Energie}}{\text{absorbierende Masse}}$	Joule/kg = Gray (Gy)	Rad (rd)	1 Gy = 100 rd
Meßtechnik	Ionendosis J	$\dfrac{\text{in Luft erzeugte Ladung}}{\text{Masse der Luft}}$	Coulomb/kg	Röntgen (R)	1 R = $2{,}58 \cdot 10^{-4}$ C/kg
	Kerma K[1]	$\dfrac{\text{Summe der kinetischen Energie der geladenen Sekundärteilchen}}{\text{absorbierende Masse}}$	Joule/kg = Gray (Gy)	Rad (rd)	1 Gy = 100 rd
Strahlenschutz	Äquivalentdosis H	Energie- dosis D · Bewertungsfaktor q[2]	Joule/kg = Sievert (Sv)	Rem (rem)	1 Sv = 100 rem

[1] Abk. für engl kinetic energy released in material; Dosisgröße für indirekt ionisierende Strahlung.
[2] Der Bewertungsfaktor q berücksichtigt die unterschiedliche biologische Wirksamkeit der verschiedenen Strahlenarten; er beträgt 1 für Photonen- und Elektronen- (sowie Beta-)Strahlung, 3–10 für Neutronenstrahlung je nach Energie (q = 10, falls die Energie nicht bekannt ist) und 20 für Alphastrahlung.

Da die D. die lokal durch Strahlung hervorgerufenen Wirkungen charakterisieren soll, wird sie für kleine Volumen bzw. Massenbereiche (Volumenelement oder Massenelement) definiert. Die verschiedenen D.größen, ihre neuen und alten Einheiten u. d. Anwendungsgebiete sind in d. Tab. zusammengefaßt.

Die **Energiedosis D** beschreibt die in einem beliebigen Material inf. Einwirkung ionisierender Strahlung absorbierte Energie bezogen auf die Masse des Materials; die SI-Einheit der Energiedosis ist Joule[*] pro Kilogramm (J/kg) mit dem speziellen Einheitennamen Gray* (Gy). Sie dient in der Strahlentherapie[*] zur Dosierung der dort verwendeten Strahlenarten (s. Strahlenqualität), läßt sich aber bei routinemäßigen medizinischen Strahlenanwendungen nicht direkt messen.

Die **Ionendosis I** bzw. **Kerma K** in Luft wird zur meßtechnischen Erfassung ionisierender Strahlung benutzt; dabei wird die in Luft erzeugte elektrische Ladung (Ionendosis) bzw. die dafür notwendige Energie (Kerma) angezeigt, bezogen auf die Masse der Luft. Die SI-Einheit der Ionendosis ist Coulomb[*] pro Kilogramm (C/kg); die Einheiten der Kerma entsprechen denen der Energiedosis. Aus der gemessenen Ionendosis bzw. Kerma ist die Berechnung der Energiedosis z. B. für die verschiedenen Körpergewebe möglich.

Die **Äquivalentdosis H** wird im Strahlenschutz* verwendet. Sie berücksichtigt zusätzlich die Tatsache, daß die verschiedenen Strahlenarten (s. Strahlenqualität) bei gleicher Energiedosis wegen ihrer unterschiedlichen relativen* biologischen Wirksamkeit (RBW) unterschiedliche biologische Wirkungen entfalten können; dies wird durch den dimensionslosen **Bewertungsfaktor q** erfaßt, der die Ionisationsdichte der einzelnen Strahlenarten und die Art der Einwirkungen (von außen, intrakorporal) sowie deren zeitliche Verteilung berücksichtigt (Werte für q: s. Tab.). Die SI-Einheit der Äquivalentdosis ist Joule[*] pro Kilogramm (J/kg) mit dem speziellen Einheitennamen Sievert* (Sv).

Dosis|grenz|werte: Für Zwecke des Strahlenschutzes* definierte Grenzwerte der Strahlenexposition durch ionisierende Strahlen in einem bestimmten Zeitraum mit dem Ziel, das für Bevölkerung und Umwelt resultierende Strahlenrisiko* in akzeptablen Grenzen zu halten. D. werden als Äquivalentdosis* definiert und beziehen sich meist auf den Zeitraum eines Jahres. Die D. für beruflich strahlenexponierte Personen der Kategorie A (s. Strahlenexposition, berufliche, Tab.) dienen bei der Festlegung von D. für andere Anwendungen, d.h. die D. für die Bevölkerung, für Strahlenschutzbereiche*, für die Ableitung radioaktiver Stoffe in Luft und Wasser werden als Teilmengen dieser Referenzwerte definiert; so betragen z. B. die zulässigen D. für die Bevölkerung außerhalb von Strahlenschutzbereichen höchstens 6‰ (im Fall der Schilddrüse über die Nahrungskette[*] höchstens 3‰) der D. für beruflich strahlenexponierte Personen der Kategorie A.

Die Einhaltung der verschiedenen D. muß durch die Betreiber von Anlagen und Einrichtungen, in denen mit radioaktiven Substanzen umgegangen wird, überwacht werden. Bei zeitweiligem Überschreiten der D. werden für die Folgezeit entsprechend niedrigere D. festgelegt.

Zur Überwachung der aus Inkorporation* von Radionukliden* (v. a. von solchen mit langer Halbwertzeit*) resultierenden Strahlenbelastung werden **abgeleitete Grenzwerte** festgelegt, so u. a. die maximal zulässige Körperbelastung (MZKB), und die Jahres-Aktivitätszufuhr (JAZ), deren maximal zulässige Höhe unter Einschluß der in den folgenden 50 Jahren resultierenden Dosis (Fünfzig-Jahre-Folgedosis) die D. nicht überschreiten darf. Vgl. Strahlenexposition, berufliche; Strahlenschutz.

Dosis|leistung: (radiol.) Dosis* pro Zeiteinheit, gilt für alle Dosisgrößen. Als Kurzzeichen der jeweiligen D. wird das Symbol der entsprechenden Dosisgröße mit einem darüberstehenden Punkt darüber verwendet. Beispiele: Energiedosisleistung* Ḋ (z. B. in Gy/min), Ionendosisleistung* İ (z. B. in R/h), Äquivalentdosisleistung* Ḣ (z. B. in µSv/s).

Dosis|meßverfahren: s. Dosimetrie.

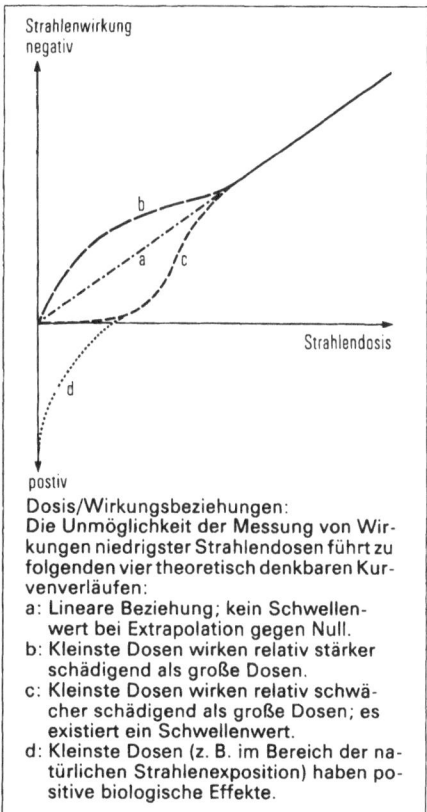

Dosis/Wirkungsbeziehungen:
Die Unmöglichkeit der Messung von Wirkungen niedrigster Strahlendosen führt zu folgenden vier theoretisch denkbaren Kurvenverläufen:

a: Lineare Beziehung; kein Schwellenwert bei Extrapolation gegen Null.

b: Kleinste Dosen wirken relativ stärker schädigend als große Dosen.

c: Kleinste Dosen wirken relativ schwächer schädigend als große Dosen; es existiert ein Schwellenwert.

d: Kleinste Dosen (z. B. im Bereich der natürlichen Strahlenexposition) haben positive biologische Effekte.

Dosis/Wirkungs|beziehungen: Abhängigkeit eines durch chemische oder physikalische Agenzien ausgelösten (therapeutischen oder toxischen) Effekts von der applizierten Dosis*; wesentliches Grundprinzip einer pharmakologischen oder toxischen Wirkung. Da die meisten dieser Effekte auf einer Wechselwirkung mit Enzymen oder Rezeptoren usw. beruhen, ergibt sich zwangsweise, daß ein bestimmter Effekt bei Verminderung der Dosis abnehmen muß, bis er beim Individuum oder in einer Population nicht mehr nachweisbar ist; bei allen pharmakologischen und bei fast allen toxischen Wirkungen kann man daher einen Schwellenbereich annehmen, unterhalb dessen der betreffende Effekt biologisch und medizinisch nicht mehr relevant ist. Umstritten ist die Existenz einer Schwellendosis* bei mutagenen (karzinogenen) Effekten, die als stochastische Prozesse* aufgefaßt werden könnten (s. Abb. S. 15); auch hier würde jedoch die Inzidenz[*] in einer Population bei Verminderung der Exposition[*] abnehmen und letztlich nicht mehr nachweisbar sein (s. Spontanrate). Vgl. Gifte, Risikoabschätzung, mathematische Modelle, Strahlenrisiko, Risikoabschätzung, toxikologische, No observed effect level, Kollektivdosis.

Druck|röhren|re|aktor m: s. Reaktortypen.
Druck|wasser|re|aktor m: s. Reaktortypen.

E

ED: Abk. für 1. (radiol.) Einzeldosis*, Einfalldosis*, Effektivdosis*; 2. (pharmakologisch) Einzeldosis, Effektivdosis*; s. Dosis (pharmakologisch).

ED$_{50}$: Dosis effectiva 50, d. h. die Menge einer Substanz bzw. die Dosis* einer ionisierenden* Strahlung, die bei 50% der Probanden bzw. Versuchstiere eine bestimmte Wirkung hervorruft.

Ef|fektiv|dosis (lat effigere, effectum hervorbringen) f: tatsächlich im Organismus wirksame Dosis* von Arzneimitteln oder ionisierenden Strahlen; im Strahlenschutz gebräuchlich i. S. von **effektive Äquivalentdosis***; sie entspricht der Summe der (durch einen organspezifischen Faktor gewichteten) Äquivalentdosen für jedes strahlenexponierte Organ; dieses Konzept zielt auf eine präzisere Bestimmung des (organspezifisch unterschiedlichen) Risikos mutagener oder karzinogener Strahlenwirkung* (vgl. Prozesse, stochastische).

Eindringtiefe: s. Gewebe-Eindringtiefe.

Einfall|dosis f: Abk. ED; bevorzugt in der Strahlentherapie[*] verwendeter Dosisbegriff; die durch die Primärstrahlung hervorgerufene Dosis* am Ort des Eintritts der ionisierenden* Strahlung in dem Patienten bzw. Phantom, z. B. die auf der Achse des Nutzstrahlenbündels (Zentralstrahl) einer Gamma- oder Röntgenstrahlung im Fokus-Objekt-Abstand frei in der Luft gemessene Ionendosis* (bei Sekundärelektronengleichgewicht); sie ist kleiner als die Oberflächendosis*, da die im bestrahlten Objekt entstehende, aus der Objekttiefe rückgestrahlte Streustrahlung **nicht** berücksichtigt wird.

Einzel|dosis f· Abk. ED; in der Strahlentherapie[*] gebräuchlicher Dosisbegriff für die pro Bestrahlungssitzung fraktioniert eingestrahlte Herddosis; s. a. Gesamtdosis, [Fraktionierung].

Eisen: chemisches Symbol Fe (Ferrum), Ordnungszahl 26, relative Atommasse 55,85; 2- u. 3wertig. Lebenswichtiger Bestandteil des Organismus. Biologisch in Enzymen: Zytochromoxidase (s. [Zytochrome]) (sauerstoffübertragendes Atmungsferment[*]), Katalase[*] u. Peroxidase[*], ferner im Hämoglobin[*], in Myoglobin[*], in den Zytochromen, als Reserveeisen im retikuloendothelialen System, bes. der Leber, der Milz u. des Knochenmarks in Form der E.-Eiweiß-Verbindungen Ferritin u. Hämosiderin. Der E.bestand des Erwachsenen beträgt etwa 4000 - 5000 mg. Das Hämoglobin enthält davon etwa 2500 mg (67% des Körpereisens). In den Depots sind etwa 1000 mg E. (ca. 27%), im Myoglobin etwa 130 mg (etwa 3,5%), im sog. labilen Eisenpool ca. 80 mg (2,2%) u. in den Enzymen etwa 8 mg (0,2%) E. enthalten. Im Serum ist das E. an ein bestimmtes Trägerprotein (Transferrin) gebunden, dessen Kapazität normalerweise nur etwa zu $\frac{1}{3}$ ausgenutzt ist. Dieses Serum-E. stellt die für alle E.verschiebungen im Organismus wesentliche Transportform des E.s dar. **Verwendung:** (technisch) Baustoff (v. a. Stahl); Bestandteil zahlreicher Verbindungen, die in Medizin, Forschung u. Technik breiteste Verwendung finden. Biologische Halbwertzeit* bezogen auf Lunge 3200, auf Knochengewebe 1680 u. auf den gesamten Körper durchschnittlich ca. 800 Tage. Vgl. [Ferritin].

Eisen-59 n: ^{59}Fe; instabiles, unter Bildung des Tochternuklids* Kobalt-59 und Emission von Betastrahlung* und Gammastrahlung* zerfallendes Isotop des Eisen*; physikalische Halbwertzeit* 45 Tage; **Verwendung:** (med.) zu Diagnosezwecken; in der (kernphysik.) Forschung; Fe-59 gehört zu den bei Kernspaltung* freigesetzten flüchtigen oder bedingt flüchtigen Radionukliden*.

Electron capture (engl): Abk. EC; Elektroneneinfang*.

Elektro|magnetische Wellen (gr elektron Bernstein): syn. Elektromagnetische Strahlung, Quanten- bzw. Photonenstrahlung; bei den e. W. breitet sich Energie über miteinander gekoppelte elektrische und magnetische Felder im Raum aus. Hierzu ist kein materieller Träger erforderlich. Alle e. W. besitzen im Vakuum die gleiche Ausbreitungsgeschwindigkeit von ca. 300 000 km/s (Lichtgeschwindigkeit). Die e. W. umfassen einen großen Bereich mit sehr unterschiedlichen Eigenschaften; sie lassen sich nach ihrer Wellenlänge λ bzw. Frequenz einteilen (s. [Spektrum]) und umfassen so unterschiedliche Bereiche wie Rundfunkwellen, Wärmestrahlen, Licht, Röntgen- und Gammastrahlen*.

Um e. W. komplett beschreiben zu können, benötigt man **zwei Modellvorstellungen:** Die **Ausbreitung** e. W. wird durch das Wellenbild beschrieben. Die **Entstehung** durch Emission* bzw. die **Absorption*** v. a. energiereicher elektromagnetischer Strahlung kann jedoch nur erklärt werden, wenn vorausgesetzt wird, daß die Energie in der elektromagnetischen Strahlung nicht kontinuierlich, sondern (gequantelt) in bestimmten „Portionen", d. h. als Quanten* oder Photonen* vorliegt. Zwischen der Energie E, die die einzelnen Quanten besitzen, und der Frequenz der elektromagnetischen Welle besteht mit dem Planck*-Wirkungsquantum h der Zusammenhang

$$E = h \cdot v$$

Bezeichnung	Anwendung		Wellenlänge λ in m	Frequenz ν in Hz	Quantenenergie ε in eV
Niederfrequenz			-10^5	-10^3	-10^{-11}
			-10^4	-10^4	-10^{-10}
Langwellen (LW)			-10^3	-10^5	-10^{-9}
Mittelwellen (MW)	Rundfunk		-10^2	-10^6	-10^{-8}
Kurzwellen (KW)	Fernsehen		-10^1	-10^7	-10^{-7}
Ultrakurzwellen (UKW)	Kernspin-tomographie		-10^0	-10^8	-10^{-6}
Dezimeterwellen			-10^{-1}	-10^9	-10^{-5}
	Radar		-10^{-2}	-10^{10}	-10^{-4}
Mikrowellen			-10^{-3}	-10^{11}	-10^{-3}
			-10^{-4}	-10^{12}	-10^{-2}
Infrarot	Thermographie		-10^{-5}	-10^{13}	-10^{-1}
Licht			-10^{-6}	-10^{14}	-10^0
Ultraviolett			-10^{-7}	-10^{15}	-10^1
			-10^{-8}	-10^{16}	-10^2
Röntgen-strahlung	Röntgendiagnostik		-10^{-9}	-10^{17}	-10^3
	Strahlentherapie		-10^{-10}	-10^{18}	-10^4
und			-10^{-11}	-10^{19}	-10^5
Gammastrahlung	Nuklearmedizin		-10^{-12}	-10^{20}	-10^6
			-10^{-13}	-10^{21}	-10^7
				-10^{22}	-10^8

Elektromagnetische Wellen, Übersicht

Je höher die Frequenz einer elektromagnetischen Welle, also je kurzwelliger sie ist, desto größer wird die Energie der zugehörigen Photonen; entsprechend stärker tritt auch der Charakter der Quantenstrahlung in Erscheinung.

Elektronen n pl: stabile Elementarteilchen* mit einer negativen Elementarladung*, gehören zu den Leptonen*; sie bilden die Elektronenhülle des Atoms* (Atomhülle). Die Ruhemasse eines Elektrons beträgt $9{,}11 \cdot 10^{-31}$ kg, die entsprechende Ruheenergie 511 keV, die Spinquantenzahl ½; bei Entstehung durch thermische Prozesse, Paarbildung* oder Kernreaktionen* wird die Bezeichnung e^-, bei Entstehung durch den Beta*-minus-Zerfall die Bezeichnung β^- verwendet. E. besitzen in der Medizin vielfältige Bedeutung. Beispiele: Mit Hilfe beschleunigter E. wird Röntgenstrahlung* erzeugt; energiereiche E. aus Teilchenbeschleunigern werden als E.strahlung therapeutisch angewendet; die Beta-minus-Strahlung (s. Beta-minus-Zerfall) von Radionukliden* wird ebenfalls zu Therapiezwecken angewandt; vgl. [Strahlentherapie], [Hochenergie-Strahlentherapie].

Elektronen|beschleuniger: s. Betatron.

Elektronen|einfang: (engl) electron capture, Abk. EC; b. Radionukliden*, d. zu wenig Neutronen im Kern enthalten (relativer Neutronenmangel) und daher instabil sind, kann sich ein Proton (s. Protonen) zusammen mit einem Elektron (s. Elektronen) aus der K-Schale der Atomhülle in ein Neutron (s. Neutronen) umwandeln. Das Tochternuklid* besitzt bei gleicher Massenzahl eine um eine Einheit niedrigere Ordnungszahl. Es entsteht ein neues Element, das im Periodensystem* der Elemente um eine Stelle nach links gerückt ist. Bei diesem Vorgang wird keine meßbare Korpuskularstrahlung (lediglich ein Neutrino) emittiert. Es entsteht charakteristische Röntgenstrahlung*. Die Anregungsenergie des Tochternuklids wird als Gammastrahlung* abgegeben. Konkurrenzprozeß zum E. ist der Beta*-plus-Zerfall.

Elektronen|hülle: s. Atom.

Elektronen|quellen: Elektronen* können durch verschiedene Mechanismen freigesetzt werden. Immer muß dem Material, aus dem die Elektronen emittiert werden sollen, Energie zugeführt werden. Dies kann geschehen durch: 1. Zuführung thermischer Energie. In einer Glühkathode werden durch genügend starkes Erhitzen eines (häufig Wolfram-) Drahtes Elektronen emittiert (z. B. Röntgenröhre). 2. Zuführung von Photonenenergie in Form von Licht. Bei einer Photokathode wird durch Licht eine Elektronenemission angeregt (z. B. Photomultiplier, Röntgenbildverstärker). 3. Bildung von Sekundärelektronen* mit Hilfe ionisierender* Strahlung. 4. Feldemission mit Hilfe starker elektrischer Felder an Spitzen und Kanten.

Elektronen|strahlung: s. Teilchenbeschleuniger, Betatron.

Elektron|volt: Abk. eV; atomphysikalische Energieeinheit. Ein Teilchen der Ladung e (Elementarladung*) besitzt nach Durchlaufen einer Potentialdifferenz (Spannung) von

1 Volt (V) eine Energie von 1 eV; es gilt:

$$1 \text{ eV} = 1{,}602 \cdot 10^{-19} \text{ Joule (J)}$$

Die Energien von Korpuskeln* oder Photonen* bei ionisierender* Strahlung sowie die Lage der Energieniveaus in Atomhülle und Atomkern (s. Atom) werden in eV bzw. keV ($= 10^3$ eV) oder MeV ($= 10^6$ eV) angegeben.

Element (lat elementum Grundstoff) n: (chem., physik.) Stoff, der im Unterschied zu einer chemischen Verbindung[*] mit chemischen Methoden nicht weiter zerlegt werden kann. Die chemischen E.e (z. Z. sind 107 bekannt) sind charakterisiert durch ihre Kernladungszahl* (das ist die Anzahl ihrer Protonen* ihrer Atomkerne) und die Elektronenkonfiguration ihrer Atomhülle. Atomkerne mit gleicher Protonenzahl gehören zum selben E. Von fast allen chemischen E.en gibt es Kerne mit unterschiedlicher Neutronenzahl, sie werden als Isotope* des jeweiligen E.s bezeichnet und haben (mit Ausnahme der Wasserstoffisotope Hydrogenium, Deuterium* und Tritium*) gleiche chemische Eigenschaften. Vgl. Atom, Nuklid, Periodensystem der Elemente.

Elementar|ladung: Abk. e; kleinste, mit derzeitigen physikalischen Methoden nicht weiter teilbare elektrische Ladung:

$$e = 1{,}602 \cdot 10^{-19} \text{ Coulomb (C)}$$

Elektronen* tragen eine negative, Protonen* eine positive E.

Elementar|teilchen: ursprünglich als nicht mehr weiter teilbare Bausteine der Materie definiert; aus ihnen baut sich z. B. der Atomkern (Protonen* und Neutronen*) und die Atomhülle (Elektronen*) auf. Inzwischen sind mit den Methoden der Hochenergiephysik zahlreiche weitere E. entdeckt worden, die sich ineinander umwandeln können und z. T. eine extrem kurze Lebensdauer haben. Die

wichtigsten Kenngrößen für E. sind Masse (Ruhemasse), elektrische Ladung, Spin (Eigendrehimpuls) und mittlere Lebensdauer bzw. Halbwertzeit. Einige E. haben als Bestandteile der verschiedenen Strahlungsarten wesentliche Bedeutung für die Nuklearmedizin.

Einteilung: Die E. werden nach ihren Ruhemassen und ihrem Spin in folgende Gruppen eingeteilt: 1. **Baryonen:** schwere E. mit Ruhemassen > 1800 · Elektronenmasse und halbzahligem Spin; hierzu gehören u. a. die Nukleonen*. 2. **Mesonen:** mittelschwere E. mit Ruhemassen > 250 · Elektronenmasse und geradzahligem Spin; hierzu gehören die Pi*-Mesonen und K-Mesonen. 3. **Leptonen:** leichte E. mit Ruhemassen < 250 · Elektronenmasse und halbzahligem Spin; hierzu gehören die Myonen*, Elektronen*, Positronen* sowie Neutrinos*. 4. **Photonen:** keine Ruhemasse, ganzzahliger Spin. Die wichtigsten E.: s. Tab.

Elimination (lat eliminatio Ausgrenzung) f: Ausscheidung, Aussonderung; 1. (Evolution) Beseitigung, negative Auslese. 2. (pharmakologisch) Pharmakokinetische Größe: die Summe aus Ausscheidung und Metabolisierung[*] von Arzneistoffen, die zum Verschwinden des unveränderten Stoffes führt. 3. (nuklearmed.) Ausscheidung (Exkretion und Exhalation) von Radionukliden*; sie erfolgt entsprechend den biokinetischen Eigenschaften des jeweiligen Radionuklids über Darm, Niere, Schweiß- und Talgdrüsen, als Bestandteil des Keratins[*] und mit der Muttermilch[*] (s. Abb. S. 20). Radionuklide unterscheiden sich in ihrer E. nicht von ihren stabilen Isotopen; sie werden z. T. kaum oder nur mit großer Verzögerung eliminiert (s. Dekorporation, Bioakkumulation, Knochenaffine Elemente). Die Verfolgung der E. von Radiopharmaka* ist ein wichtiger funktionsdiagnostischer Parameter (vgl. Zeit/Aktivitätskurven, Abb.); Maß für die Geschwindigkeit der E. ist die **Eliminationshalbwertzeit** (s. Halbwertzeit).

Elementarteilchen

Gruppe	Name	Symbol	Ruhe-masse[1]	Ruhe-energie in MeV	Elektrische Ladung[2]	Spin-Quantenzahl	Halbwert-zeit in s
	Photon	γ	0	0	0	1	–
Leptonen	Neutrino	ν	0	0	0	1/2	–
	Elektron	e⁻ (β⁻)	1	0,511	– 1	1/2	–
	Myon	μ⁻	207	106	– 1	1/2	$1{,}5 \cdot 10^{-6}$
Mesonen	π-Meson	π⁰	264	135	0	0	$6 \cdot 10^{-17}$
	(Pion)	π⁺	273	140	+ 1	0	$1{,}8 \cdot 10^{-8}$
	k-Meson	K⁰	974	498	0	0	$6 \cdot 10^{-11}$
		K⁺	967	494	+ 1	0	$8{,}5 \cdot 10^{-9}$
Baryonen	Proton	p⁺	1836	938	+ 1	1/2	–
	Neutron	n	1839	940	0	1/2	700

[1] in Einheiten der Elektronenmasse
[2] in Einheiten der Elementarladung

Eliminationshalbwertzeit

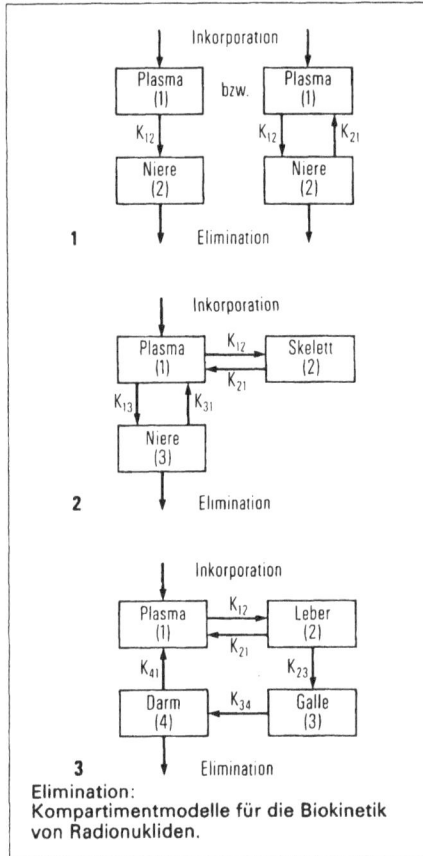

Elimination:
Kompartimentmodelle für die Biokinetik
von Radionukliden.

Eliminati̱o̱nslhalbwertzeit: s. Halbwertzeit.

E̱lmanati̱o̱n (lat emana̱re ausfließen) f: allgemein Freisetzung gasförmiger Materie, i. e. S. Austreten eines gasförmigen radioaktiven Isotops (Tochternuklid*) aus der Muttersubstanz (Mutternuklid*) in einer natürlichen Zerfallsreihe*; auch frühere Bez. für das radioaktive Edelgas Radon[*] (**Rad**ium-Emanation). Bekannt sind 18 Isotope* dieses Elements*; die Isotope Rn-222 (Radon), Rn-219 (Actinon) und Rn-220 (Thoron) entstehen durch Alphazerfall* aus Radiumisotopen innerhalb der Uran-Radium-Reihe, der Uran-Actinium-Reihe und der Thoriumreihe.

E̱mlbryonallperilode (gr e̱mbryo Leibesfrucht; peri̱odos Umlauf) f: Zeitraum der pränatalen[*] Entwicklung, von der Befruchtung (von manchen Wissenschaftlern erst von der Implantation an gerechnet) bis zum Ende der Organogenesephase (beim Menschen bis zum Ende der 8. Woche nach der Konzeption); der Keim wird in dieser Periode als Embryo[*] bezeichnet; vgl. Fetalperiode, Pränatalperiode.

emlbryoltoxisch (gr to̱xon Pfeilgift): jede Art eines schädigenden (toxischen) Effekts,

der während der Embryonalperiode* einwirkt; vgl. Embryotoxizität, fetotoxisch.

Emlbryoltoxizität f: umfassende Bezeichnung für jede Art einer pränatal-toxischen Wirkung während der Organogenese; der Effekt kann sich auswirken als Teratogenität*, Mortalität[*], transplazentare Karzinogenese* oder als Dysfunktion, die sich erst spät postnatal manifestiert. Als **auslösende Faktoren** kommen in ausreichender Dosierung und Menge in Frage: 1. bestimmte Substanzen; 2. ionisierende* Strahlung. Darüber hinaus können belebte Ursachen (z. B. Rötelnviren) eine abnorme pränatale Entwicklung verursachen. Vgl. Pränataltoxikologie.

Emlbryoltoxizität, strahlenlinlduzierte f: pränatale Schädigung nach Einwirkung ausreichender Dosen ionisierender* Strahlung. Beim Menschen können prinzipiell letale Effekte, Wachstumsretardierung und teratogene Effekte (vorwiegend Mikrozephalie[*] mit geistiger Retardierung) resultieren. Mit schädigenden Wirkungen ist unterhalb von 0,05 Gy (5 rad) nicht zu rechnen. Vgl. Dosis/Wirkungsbeziehungen, Embryotoxizität, Teratogenität, strahleninduzierte, Karzinogenese, transplazentare; s. a. Strahlenrisiko, Strahlenwirkung.

E̱lmissi̱o̱n (lat emi̱ssio Aussendung) f: 1. (physik.) Aussendung von elektromagnetischen* Wellen oder von Elementarteilchen*; 2. (ökologisch) Abgabe von festen, flüssigen oder gasförmigen Stoffen, von Strahlen, Wärme, Geräuschen, Lärm, Erschütterungen usw. an die Umgebung; vgl. [Umwelttoxikologie], [Immission].

Enlergi̱e (gr ene̱rgeia Tätigkeit, Wirksamkeit) f: Abk. E; bezeichnet die Fähigkeit eines Systems, Arbeit zu verrichten; SI-Einheit Joule[*] (J).

1 Joule (J) = 1 Newton · Meter (Nm)
         = 1 Wattsekunde (Ws)
         = 1 Volt · Ampere · Sekunde (V·A·s)

Atomphysikalische Energieeinheit: Elektronvolt* (eV).

$$1\ eV = 1{,}602 \cdot 10^{-19}\ Joule\ (J)$$

E. kann als mechanische (kinetische oder potentielle), elektrische, magnetische, chemische, als Wärmeenergie od. Kernenergie auftreten. Die einzelnen E.formen können ineinander umgewandelt werden; für ein abgeschlossenes System gilt jedoch, daß die Summe aller E.n konstant ist (E.erhaltungssatz).

Aus der speziellen Relativitätstheorie ergibt sich über die Einstein-Gleichung

$$E = m \cdot c^2$$

die Äquivalenz von Masse m und Energie E; dabei ist c die Vakuumlichtgeschwindigkeit (ca. 300 000 km/s). Diese Umwandlung von Masse in E. (und umgekehrt) tritt im Bereich ionisierender* Strahlung und Paarvernichtung* besonders deutlich zutage.

Enlergi̱eldosis f: Kurzzeichen D; s. Dosis (radiol.).

Energie|dosis|leistung: Kurzzeichen Ḋ; Energiedosis* D pro Zeiteinheit; s. Dosisleistung, Dosis (radiol.).

Entseuchung: s. Dekontamination.

Entsorgung: s. Abfall, radioaktiver.

Euratom-Grund|normen (lat norma Richtschnur): durch die Europäische Atomgemeinschaft (Euratom, gegründet 1957) verabschiedete, aus den ICRP*-Empfehlungen abgeleitete, zuletzt 1980 überarbeitete Rahmenrichtlinie für die Strahlenschutzgesetzgebung der Mitgliedstaaten der Europäischen Gemeinschaft; verbindlich für die Mitgliedstaaten hinsichtlich der formulierten Ziele, für Anwender rechtsverbindlich sind jedoch erst die aus den E.-G. abgeleiteten nationalen Gesetze und Verordnungen; vgl. Atomgesetz, Strahlenschutzverordnung, Röntgenverordnung.

Europium n: chemisches Symbol Eu, Ordnungszahl 63, relative Atommasse 151,96, 2-, seltener 3wertig, gehört der Gruppe der Lanthanoide* des Periodensystems* der Elemente an, 21 Isotope* (davon 19 radioaktiv); biologische Halbwertzeit* bezogen auf Knochen 1500, auf verschiedene andere kritische Organe 120 - 1500 und auf den ganzen Körper durchschnittlich 635 Tage.

Europium-155 n: ^{155}Eu; aus dem Mutternuklid* Samarium-155 entstandenes, instabiles, unter Bildung des Tochternuklids* Gadolinium-155 und Emission von Betastrahlung*, Gammastrahlung* und K*-Strahlung zerfallenes Isotop d. Europium*; physik. Halbwertzeit* 4,96 Jahre (in älterer Literatur u. U. noch mit 1,8 Jahren angegeben); **Verwendung:** zu (kernphysik.) Forschungszwecken.

eV: Abk. für Elektronvolt*.

Fallout (engl): Bez. für radioaktiven Niederschlag aus der Atmosphäre nach Kernwaffenangriffen, oberirdischen Kernwaffenversuchen oder Reaktorunfällen. F. besteht aus einem Gemisch von Radioisotopen, dessen Zusammensetzung je nach Art der Kernreaktion, der meteorologischen Bedingungen und der Entfernung vom Ort der Kernreaktion variiert. Allgemein ist die Radioaktivität* des F. nach Reaktorunfällen deutlich höher als nach

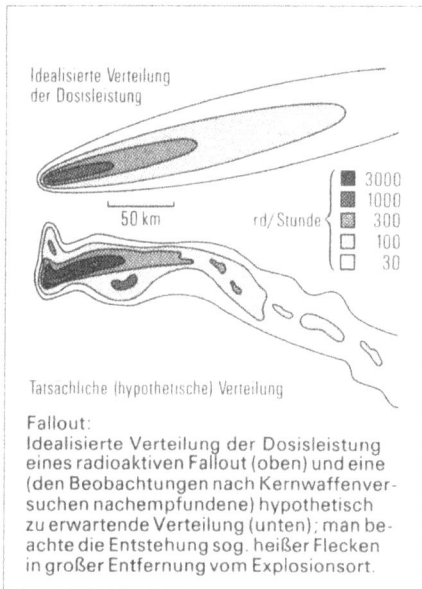

Fallout:
Idealisierte Verteilung der Dosisleistung eines radioaktiven Fallout (oben) und eine (den Beobachtungen nach Kernwaffenversuchen nachempfundene) hypothetisch zu erwartende Verteilung (unten); man beachte die Entstehung sog. heißer Flecken in großer Entfernung vom Explosionsort.

Kernwaffenexplosionen, sie kann u. U. die Primärstrahlung an Gefährlichkeit übertreffen. Sie wird zwar durch das Abklingen kurzlebiger Radionuklide* und die räumliche Verteilung der Partikel vermindert (Belastung in Europa aus dem F. der Kernwaffenversuche der 50er Jahre im Pazifik < 1 mrem/Jahr). Sie ist in ihrer Höhe jedoch v. a. von Windrichtung und Regenfällen abhängig, so daß u. U. in großer Entfernung vom Zentrum der Kernreaktion höhere Strahlungsintensitäten ermittelt werden können als im Zentrum selbst. Die resultierende Strahlenbelastung* ergibt sich aus der Summe der äußeren Bestrahlung durch Kontamination von Haut und Umwelt und der inneren Bestrahlung durch Nahrungsmittel- und Trinkwasserkontamination sowie

langfristiger Belastung durch radiobiozyklische Anreicherungsvorgänge in Pflanzen und Tieren. Vgl. [Nahrungskette]. S. Bioakkumulation, GAU, Tschernobyl-Katastrophe (Abb.).

Fetal|peri|ode (lat fetus Leibesfrucht; gr periodos Umlauf) f: Zeitraum der pränatalen Entwicklung (s. Pränatalperiode) vom Ende der Embryonalperiode* (beim Menschen vom Anfang der 9. Schwangerschaftswoche) bis zur Geburt; der Keim wird in dieser Periode als Fetus (Foetus) bezeichnet; vgl. fetotoxisch.

feto|toxisch (gr toxon Pfeilgift) : jede Art eines schädigenden (toxischen) Effekts, der während der Fetalperiode* einwirkt. I. d. R. können in dieser Phase keine grobstrukturellen Abnormitäten (Fehlbildungen) mehr ausgelöst werden; ohne Frage kann der Keim jedoch auch in dieser Periode der Entwicklung geschädigt werden; es können letale Wirkungen, Wachstumsretardierungen, transplazentare Karzinogenese* und funktionelle Defekte (Dysfunktionen), die sich erst spät postnatal manifestieren, induziert werden. Vgl. embryotoxisch, [Mißbildung].

Film|dosi|meter (gr dosis Gabe; metron Maß) n: sog. Strahlenschutzplakette; derzeit vorzugsweise eingesetztes Meßsystem zur Bestimmung der Personendosis* im Strahlenschutz*. Strahlenschutzverordnung* und Röntgenverordnung* fordern, daß an Personen, die sich in Sperr- und Kontrollbereichen

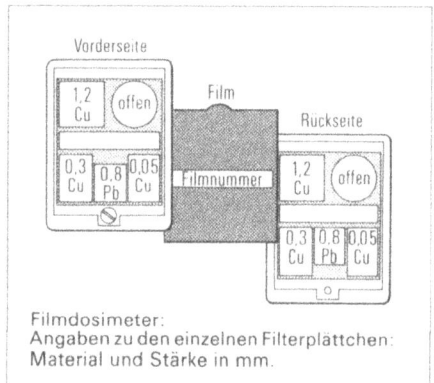

Filmdosimeter:
Angaben zu den einzelnen Filterplättchen: Material und Stärke in mm.

aufhalten, die Körperdosen zu ermitteln oder die Personendosen zu messen sind. In der Praxis wird überwiegend das letztere Verfahren angewendet. Dabei muß ein Dosimeter benutzt werden, das von einer nach Landesrecht zuständigen Stelle (Meßstelle) ausgegeben und ausgewertet wird. Das **Verfahren** beruht auf der Schwärzung fotografischer Emulsionen durch ionisierende* Strahlung (Gamma-, Beta- und Elektronenstrahlen). Da die Schwärzung nicht nur von der Dosis*, sondern auch von der Energie der Strahlung abhängt, bietet die Filmdosimetrie die Möglichkeit, auch nach der Strahlenexposition Aussagen über die Art der Strahlenquelle zu machen. Der **Meßbereich** der F. liegt für Gammastrahlen zwischen etwa 0,2 mSv und 10 Sv. Mit speziellen Filmanordnungen kann auch die Äquivalentdosis* von Neutronen gemessen werden; s. Dosimetrie.

Flächen|dosis|produkt (lat producere, productum hervorbringen) n: (radiol.) in der Röntgendiagnostik verwendete dosimetrische Größe zur Ermittlung der Strahlenbelastung* von Patienten und zur Aufzeichnung der Untersuchungsdaten; Produkt aus der Dosis* innerhalb des Nutzstrahlbündels einer Röntgenstrahlung* und dessen Querschnittfläche an derselben Stelle. Da die Dosis mit dem Quadrat des Abstands vom Fokus des Röntgenstrahlers[*] abnimmt, die Querschnittfläche des Strahlenbündels aber entsprechend zunimmt, ist das F. unabhängig vom Abstand; es kann deshalb fokusnah mit fest installierten Strahlungsmeßgeräten* ermittelt werden. Das F. wird in den Einheiten Röntgen* (R) · cm^2 bzw. Gray* (Gy) · cm^2 angegeben; vgl. Dosimetrie.

Freie Radikale n pl: Moleküle bzw. ihre Bruchstücke und Atome, die durch ein einzelnes (ungepaartes) Elektron charakterisiert sind; F. R. sind i. a. äußerst reaktionsfähig und daher nicht in größeren Mengen zu isolieren; Reaktionen unter Einbeziehung F. R. laufen i. a. augenblicklich, vollständig und irreversibel ab. F. R. entstehen durch Zufuhr von mindestens derjenigen Energie, die zur Spaltung der schwächsten Bindung aufzuwenden wäre, insbesondere durch ionisierende* Strahlung; vgl. Strahlenwirkung.

Fricke-Dosi|meter n: auch Eisensulfat-Dosimeter; (radiol.) Strahlendosismeßgerät, das aufgrund einer strahleninduzierten chemischen Reaktion die Bestimmung der Energiedosis* in Wasser erlaubt (chemische Dosimetrie*). Der Anwendungsbereich liegt zwischen 10 - 10^3 Gy (10^3 - 10^5 rd). **Prinzip:** Durch Einwirkung ionisierender* Strahlung werden in einer wässrigen Schwefelsäurelösung Fe^{2+}-Ionen zu Fe^{3+}-Ionen oxidiert; die resultierende Änderung der optischen Dichte der Lösung kann durch photometrische Messungen (bei der Wellenlänge λ = 304 nm) erfaßt werden. **Anwendung** u. a. zur Überprüfung der Dosierung von strahlenerzeugenden Anlagen in der Strahlentherapie[*] (Dosimetrie-Vergleiche).

Füllhalterdosi|meter n: auch Stabdosimeter, Taschendosimeter; (radiol.) nach dem

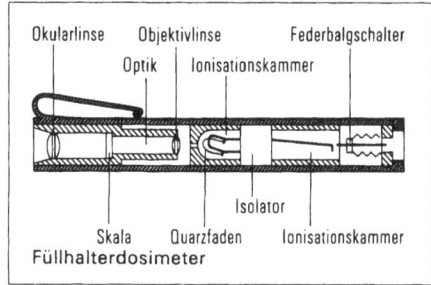

Füllhalterdosimeter

Prinzip der Ionisationskammer* aufgebautes Dosimeter zur Überwachung der Personendosis*. Das Dosimeter ist mit Hilfe des eingebauten Elektrometer-Mikroskops jederzeit ablesbar (s. Abb.). Vgl. Dosimetrie, Filmdosimeter.

Fünfzig-Jahre-Folge|dosis f: s. Dosisgrenzwerte.

Fusions|bombe (lat fusio Vereinigung) : s. Kernwaffentypen.

Fusions|pro|zeß (lat processus Vorgang) m: (kernphysik.) Fusion, Kernfusion; Vorgang, bei dem durch Verschmelzung leichter Atomkerne zu schwereren Kernen Energie freigesetzt werden kann. Für eine Energiegewinnung besonders günstig ist die über mehrere Zwischenstufen ablaufende Verschmelzung mehrerer Wasserstoffkerne zu einem stabilen Heliumkern; dieser F. liefert die von der Sonne ausgestrahlte Energie.

Vorteile: Die Ausgangsstoffe stehen praktisch unbegrenzt zur Verfügung, es entstehen im Gegensatz zur Kernspaltung* keine radioaktiven Endprodukte. **Nachteile:** Der F. findet erst bei sehr hohen Temperaturen der beteiligten Reaktionspartner statt; dies bringt enorme, bisher nicht gelöste, technische Schwierigkeiten für eine Nutzung zur Energiegewinnung mit sich.

Fusions|re|aktor (lat actio Handlung) m: Anlage, in der die bei der kontrollierten Verschmelzung leichter Atomkerne (Fusionsprozeß*) freiwerdende Energie zur Energieerzeugung nutzbar gemacht werden soll. Für die technische Nutzung der Fusionsenergie eignen sich die Verschmelzungsprozesse der beiden Wasserstoffisotope Deuterium* und Tritium*. Das Deuterium als Bestandteil des schweren Wassers D$_2$O ist zu 0,02 Gewichtsprozent im natürlichen Wasser enthalten, das Tritium wird aus Lithium durch Neutronenabsorption „erbrütet". 1 g Deuterium ergibt bei der Kernfusion theoretisch ein Energieäquivalent von 10 t Kohle. Die technischen Bedingungen zur Nutzung der Fusion (Erzeugung eines Plasmas bei 100 Mio °C, sog. Plasmaeinschluß, Probleme der Wärmeauskoppelung u. a.) sind zur Zeit noch weitgehend ungelöst.

G

Gallium n: chemisches Symbol Ga, Ordnungszahl 31, relative Atommasse 69,72, 1-, 2- und 3wertiges Erdmetall, 13 Isotope*; biologische Halbwertzeit* bezogen auf Knochen 12, auf verschiedene andere kritische Organe 5 - 12 und auf den ganzen Körper durchschnittlich 6 Tage.

Gamma|strahler: Radionuklide*, die Gammastrahlen emittieren. Bei den meisten Radionukliden wird Gammastrahlung* unmittelbar nach einem vorausgegangenen Alpha- oder Betazerfall aus dem Tochternuklid* emittiert, tritt also praktisch gleichzeitig mit der Alphastrahlung* oder Betastrahlung* auf. Tritt die Emission von Gammastrahlung aus dem Tochterkern mit nennenswerter zeitlicher Verzögerung auf, spricht man von einem isomeren Übergang. Isomere Nuklide sind **reine** G. und führen wegen der fehlenden Korpuskularstrahlung zu besonders niedriger Strahlenexposition der Patienten in der nuklearmedizinischen Anwendung (z.B. Tc-99m mit einer Halbwertzeit von 6 Stunden).

Gamma|strahlung: energiereiche elektromagnetische Wellenstrahlung; G. entsteht als Folge radioaktiver Kernumwandlung (Abgabe der Anregungsenergie des Tochternuklids*) bzw. bei der Paarvernichtung*. Sie ist eine indirekt und locker ionisierende* Strahlung mit diskreten Energien von etwa 50 keV bis 3 MeV und sehr kurzer charakteristischer Wellenlänge von etwa 10^{-9} - 10^{-14} cm, besitzt eine hohe Durchdringungsfähigkeit und wird daher in der nuklearmedizinischen Meßtechnik und in der Strahlentherapie[*] eingesetzt; vgl. Elektromagnetische Wellen (Tab.).

Gamma|zerfall: Abgabe von Anregungsenergie eines Nuklids*, das durch Alphazerfall* oder Betazerfall oder durch Kernreaktionen* entstanden ist. Die Ausgangsenergie wird in Form von Gammateilchen abgegeben, dabei ändern sich weder Massen- noch Ordnungszahl des Kerns, lediglich der Energiezustand.

Ganzkörper|dosis f: bevorzugt im Strahlenschutz* verwendeter Dosisbegriff; Mittelwert der Äquivalentdosis* über Kopf, Rumpf, Oberarmen und Oberschenkeln als Folge einer (als homogen angesehenen) Bestrahlung des ganzen Körpers; vgl. Körperdosis.

Ganzkörper|zähler: Strahlungsmeßgerät zum Nachweis inkorporierter Radionuklide*, soweit diese Gammastrahlung* emittieren (vgl. Gewebe-Eindringtiefe); als Strahlungsdetektoren* werden bei G. heute i.d.R. Szintillationsdetektoren verwendet (s. Szintillationszähler), die so angeordnet sind, daß eine möglichst günstige Meßgeometrie (und damit eine hohe Zählausbeute) entsteht. Voraussetzung für genaue Messungen der oft niedrigen Aktivitäten ist eine aufwendige Abschirmung der G. gegenüber der terrestrischen und kosmischen Strahlung (Blei/Stahl/Sand). G. werden hauptsächlich im Strahlenschutz*, z.T. auch in der nuklearmedizinischen Diagnostik verwendet; vgl. Strahlungsmeßgeräte.

Gase, radio|aktive: gasförmige Radionuklide*, z.B. gasförmiges radioaktives Rn-222 (Radon[*]); es entsteht durch radioaktiven Zerfall (s. Zerfallsreihe) des in der Natur vorkommenden Ra-226 und bedingt einen Teil der natürlichen Strahlenexposition der Bevölkerung. Gasförmige radioaktive Xenon(Xe)-Isotope werden in der nuklearmedizinischen Diagnostik eingesetzt.

GAU: Abk. für größter anzunehmender Unfall, sog. Auslegestörfall; größter, in einem Atomreaktor* unter Einsatz aller Sicherheitssysteme so beherrschbarer Störfall, daß keine die höchstzulässigen Abgabegrenzwerte überschreitende Strahlenbelastung der Umwelt resultiert; bei den meisten Reaktortypen* ist unter GAU die Unterbrechung der Kühlsysteme zu verstehen (Gefahr des Schmelzens des Reaktorkerns); daher verfügen Atomreaktoren i.d.R. über mehrere unabhängige Kühlsysteme. Bei Versagen der Sicherheitssysteme schmilzt der Reaktorkern (Temperatur im Kern dann ca. 3000 °C) oder es birst der Druckbehälter; in beiden Fällen werden große Mengen radioaktiver Substanzen frei. Ein solcher nicht mehr beherrschbarer Störfall wird als **Super-GAU** bezeichnet. Schätzungen über die Wahrscheinlichkeit des Eintretens und die möglichen Folgen eines GAU oder Super-GAU variieren in verschiedenen Studien erheblich und haben ohne Ausnahme den Nachteil fehlender empirischer Fundierung; vgl. Harrisburg-Unfall, Windscale-Unfall, Tschernobyl-Katastrophe, Reaktortypen.

GD: Abk. für (radiol.) Gesamtdosis*.

Geiger-Müller-Zählrohr (Hans G., Physiker, 1882-1945): s. Zählrohr.

Genetische Strahlen|schäden (gr genesis Entstehung): s. Strahlenschäden, genetische.

Gesamt|dosis f: Abk. GD, auch Gesamtherddosis (GHD); in der Strahlentherapie[*] gebräuchlicher Dosisbegriff für die am Ende einer Bestrahlungsserie (Fraktionierung[*]) insgesamt eingestrahlte Herddosis*; s.a. Einzeldosis.

Gewebe-Eindringtiefe: Bez. für das unterschiedliche Eindringvermögen ionisierender* Strahlung in Körpergewebe. Während Gammastrahlung* Gewebe durchdringen kann, reicht die von Betastrahlern* abgegebene

Die Reichweite von Kernstrahlung wird bedingt durch:

a) Energie der Strahlung

b) Art der Strahlung

c) Art des absorbierenden Materials

Körpergewebe
Oberhaut Lederhaut Unterhaut Muskulatur

1 MeV

α ~0,05 mm

β ~5 mm

γ ∞

0 1 2 3 4 5 6 7 mm

Gewebe-Eindringtiefe verschiedener Strahlen

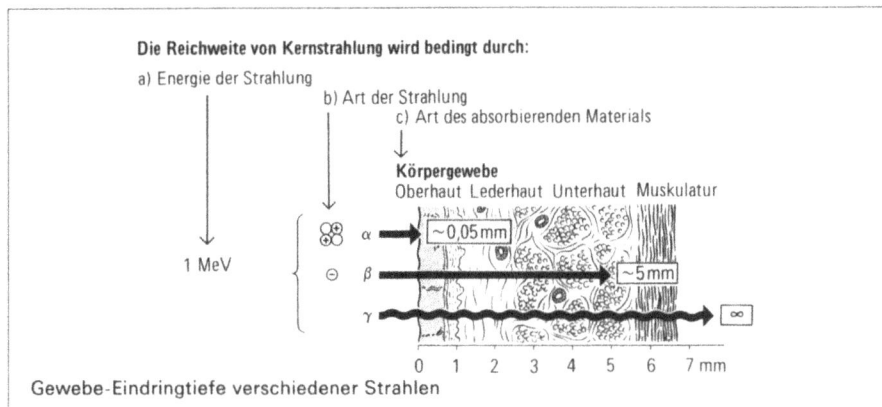

Strahlung nur wenige Millimeter weit (s. Abb.); Alphastrahler* entfalten nahezu ausschließlich eine lokale Strahlenwirkung*. Voraussetzung für eine biologische Wirkung von Alpha-oder Betastrahlern ist daher eine Kontamination* oder Inkorporation*; vgl. Radiopharmaka, Gewebe-Halbwerttiefe, Reichweite/Energie-Beziehungen.
Gewebe-Halbwert|tiefe: Abk. GWHT; (radiol.) die Dicke einer Gewebeschicht, die die auftreffende Strahlenintensität (Dosisleistung*) im Nutzstrahlenbündel (Zentralstrahl) durch Absorption* und Streuung[*] auf den halben Wert reduziert.
Gifte: Stoffe, die in geeigneter Dosis* durch ihre chemischen oder physikalischen Eigenschaften gesundheitsschädigende (toxische[*]) Wirkungen, u. U. den Tod, herbeiführen können. Es gibt keine eigentlichen G., sondern nur toxische Dosen! Die Formulierung von Paracelsus (1538) „Alle Dinge sind Gift und nichts ohne Gift, allein die Dosis macht, daß ein Ding kein Gift ist" besitzt auch heute noch allgemeine Gültigkeit. Viele typische Giftwirkungen manifestieren sich zunächst an einzelnen Organsystemen (Organotropie*). Vgl. Dosis/Wirkungsbeziehungen, Organtoxizität, Toxizität.
Gonaden|dosis (gr gonē Erzeugung; dosis Gabe) f: die von den Keimdrüsen (Hoden, Eierstöcke) absorbierte Strahlendosis; eine der zur Risikoabschätzung wichtigsten Dosen für Kinder oder Erwachsene im fortpflanzungsfähigen Alter. **Zwei Wirkungsarten** zu hoher Belastung: **1. somatische Wirkung:** Fertilitätsstörungen; **2. genetische Wirkung:** Schädigung des Erbguts (Mutationen). Die G. durch

die **natürliche Strahlenexposition*** beträgt etwa 110 mrem/Jahr. Eine Schwellendosis*, unterhalb der keine zusätzlichen genetischen Wirkungen zu erwarten sind, kann man nicht angeben. Man kann jedoch eine Verdoppelungsdosis angeben, d. h. die Dosis bei künstlicher Strahlenbelastung, die zu einer Verdoppelung der natürlichen Mutationsrate führt. Sie wird je nach Autor angegeben mit Werten zwischen 20 und 200 rem.
Gonaden|schutz m: (radiol.) Gonadenabdeckung aus Blei oder aus strahlenabsorbierendem Material zur Minimierung der Gonadendosis* bei der Anwendung ionisierender* Strahlung (inbes. Röntgenstrahlung), meist als Bleigummiabdeckung (Ovarschablone, Hodenkapsel); weitere Schutzmaßnahmen sind die enge und objektnahe Einblendung des Strahlenkegels.
Gray (Louis G., Physiker, London, 1905-1965) n: Kurzzeichen Gy; Einheitenname d. ab 1975 gültigen SI-Einheit Coulomb[*]/kg der Energiedosis*, ersetzt die alte Einheit Rad*. Es besteht folgende Beziehung: 1 Gy = 100 rd; s. Dosis; s. a. [Einheiten].
Grenz|strahlen: syn. Bucky-Strahlen; sehr weiche („ultraweiche"), wenig durchdringungsfähige Röntgenstrahlung*, die in der Strahlentherapie[*] entzündlicher Erkrankungen der obersten Hautschichten eingesetzt wird. Ihre Erzeugerspannung liegt bei ca. 10 kV, ihre Gewebe*-Halbwerttiefe bei ca. 0,5 mm.
Grenz|werte, radio|logische: s. Dosisgrenzwerte.
Größter anzunehmender Unfall: s. GAU.
Gy: Abk. für Gray*.

Halbwert|zeit: Abk. HWZ; **1.** (physik.) Die **physikalische** HWZ (T_{phys}) gibt an, nach welcher Zeit eine vorgegebene Anzahl von Kernen eines Radionuklids (bzw. deren ursprüngliche Aktivität*) durch die spontan ablaufenden radioaktiven Kernumwandlungen (s. Radioaktivität) auf die Hälfte abgenommen hat.

2. (biologisch): a) Die **biologische** HWZ (T_{biol}) gibt an, nach welcher Zeit eine vorgegebene Menge einer inkorporierten Substanz auf natürlichem Weg (Stuhl, Harn, Schweiß) zur Hälfte aus einem Organismus ausgeschieden worden ist (Eliminationshalbwertzeit); sie hängt wesentlich mit den chemischen (und damit biochemischen) Eigenschaften der betreffenden Substanz zusammen; b) (Reaktionskinetik) diejenige Zeit, in der die Hälfte einer physiologischen Substanz im Organismus neu gebildet wird (z. B. für Serum- und in der Leber synthetisierte Proteine 7 - 10 Tage).

3. (physiologisch) Die **effektive** HWZ (T_{eff}) gibt an, nach welcher Zeit die Aktivität einer radioaktiven Substanz in einem Organismus auf die Hälfte abgenommen hat; dabei trägt sowohl der radioaktive Zerfall (physikalische HWZ, T_{phys}) als auch die Ausscheidung aus dem Organismus (biologische HWZ, T_{biol}) zur Abnahme bei. Es gilt der Zusammenhang:

$$T_{eff} = \frac{T_{phys} \cdot T_{biol}}{T_{phys} + T_{biol}}$$

Beispiel: effektive HWZ von J-131 ($T_{phys} = 8,02$ d); in anorganischer Form (Jodid) reichert sich J-131 in der Schilddrüse an und hat eine effektive HWZ von 6 - 7 Tagen; in organisch gebundener Form als J-131-Hippuran beträgt die effektive HWZ 20 - 30 Min., da die Substanz über die Nieren schnell ausgeschieden wird (vgl. [Radioisotopen-Nephrographie]).

4. (pharmakologisch) Die **pharmakologische** HWZ gibt an, nach welcher Zeit die Plasmakonzentration (der sog. Blutspiegel) eines Arzneimittels auf die Hälfte des anfänglichen Maximalwerts abgefallen ist; gilt als Maß für die Gesamtelimination eines Arzneimittels und bestimmt das erforderliche Dosierungsintervall; vgl. [Pharmakokinetik].

Halbwert|zeit|messung: auch Halbwertzeitanalyse; (physik.) einfache Methode zur Identifikation einzelner oder mehrerer voneinander unabhängiger oder „verwandter" (Mutter- und Tochternuklide) unbekannter Radionuklide* insbesondere mit einer Halbwertzeit* von einigen Sekunden bis zu etwa einem Jahr durch graphische Auswertung sog. Umwandlungskurven, die durch Registrierung

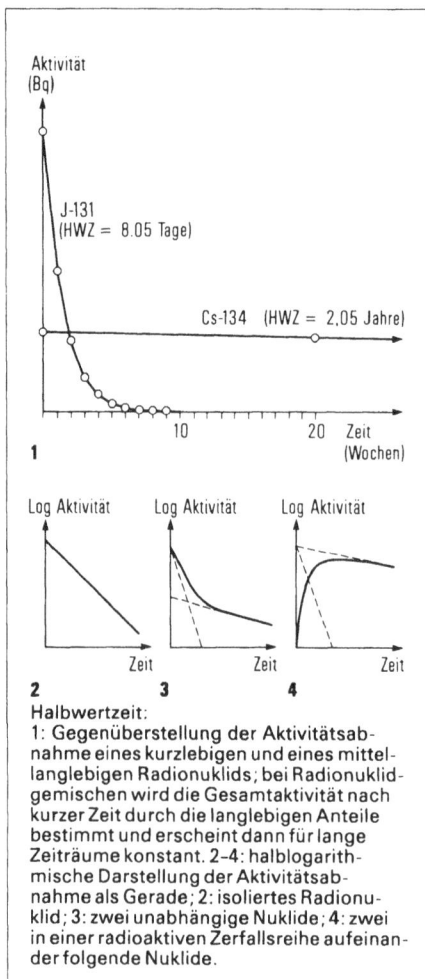

Halbwertzeit:
1: Gegenüberstellung der Aktivitätsabnahme eines kurzlebigen und eines mittellanglebigen Radionuklids; bei Radionuklidgemischen wird die Gesamtaktivität nach kurzer Zeit durch die langlebigen Anteile bestimmt und erscheint dann für lange Zeiträume konstant. 2-4: halblogarithmische Darstellung der Aktivitätsabnahme als Gerade; 2: isoliertes Radionuklid; 3: zwei unabhängige Nuklide; 4: zwei in einer radioaktiven Zerfallsreihe aufeinanderfolgende Nuklide.

der von einer (während der genannten Meßserie unveränderten) Quelle bzw. Probe emittierten, exponentiell mit der Zeit abnehmenden Strahlung in geeigneten Zeitabständen unter konstanten Meßbedingungen mit Hilfe von Strahlungsmeßgeräten* gewonnen werden. Die Bestimmung sehr langer Halbwertzeiten ist mit Hilfe von Umwandlungskurven wegen der nötigen langen Meßdauer nicht möglich;

sie können jedoch bei bekannter Masse aller radioaktiven Atome und nach Absolutmessung der Radioaktivität berechnet werden. Sehr kurze Halbwertzeiten können mit elektronischen Verfahren gemessen werden (Koinzidenzmethode, Zeit-Impulshöhen-Analysator).

Hangover: umgangssprachlich auch Kater, Katzenjammer; allgemein gebräuchliche Bezeichnung für unangenehme Nachwirkungen von Arzneimitteln (insbes. von Schlafmitteln), ionisierender Strahlung (sog. Röntgen- oder Strahlenkater*) sowie für den Zustand nach exzessivem Alkoholgenuß.

Harrisburg-Unfall: Störfall im Atomreaktor* Three Miles Island bei Harrisburg (USA) im März 1979, bei dem infolge technischer Mängel und Bedienungsfehler ein vollständiges Schmelzen des Reaktorkerns nur knapp vermieden werden konnte (vgl. GAU); es wurden erhebliche Mengen radioaktiver Substanzen freigesetzt. Untersuchungen der Morbidität[*] und Mortalität[*] der Bewohner der Umgebung sprechen zumindest für einen Anstieg der Leukämierate bei Kindern; amtliche Bestätigungen dieser Befunde liegen allerdings nicht vor; vgl. Tschernobyl-Katastrophe, Windscale-Unfall.

Harte Strahlung: s. Strahlenqualität.

HD: Abk. für (radiol.) Herddosis*.

Herd|dosis f: Abk. HD; Begriff aus der Strahlentherapie[*]; die Energiedosis* in einem anzugebenden Punkt im Gewebe des Herdgebietes.

Hochenergie|strahlung (gr energeia Tätigkeit, Wirksamkeit): ultraharte Röntgenstrahlung* bzw. Korpuskularstrahlung* mit hoher Energie, wie sie z. B. in der Strahlentherapie[*] mit einem Teilchenbeschleuniger* angewandt wird; s. a. Strahlenqualität.

Höhen|strahlung: s. Strahlenexposition, natürliche.

Hüllen|elektronen n pl: die Gesamtheit aller in der Atomhülle gebundenen Elektronen* (Elektronenhülle); s. Atom.

HWZ: Abk. für Halbwertzeit*.

IAEA-Sicherheits|normen: Die durch die International Atomic Energy Agency (eine Unterorganisation der Vereinten Nationen mit dem Ziel der Förderung der wissenschaftlichen Erforschung und der nichtmilitärischen Nutzung der Kernenergie) publizierten umfangreichen Sicherheitsnormen betreffen u. a. den Umgang mit und den Transport von Radionukliden* sowie Grundsätze des Strahlenschutzes*. Sie sind unverbindliche Empfehlungen an die Mitgliedstaaten und dienen v. a. als Grundlage bi- oder multilateraler Vereinbarungen zwischen den Mitgliedstaaten der UNO.

ICRP-Empfehlungen: die zuletzt 1977 überarbeiteten Empfehlungen der 1928 gegründeten International Comission on Radiological Protection, eines privaten internationalen Zusammenschlußes nationaler radiologischer Fachgesellschaften, bilden - wenn auch rechtlich unverbindlich - den Rahmen für die meisten nationalen und internationalen Strahlenschutzbestimmungen. Sie enthalten u. a. Empfehlungen hinsichtlich akzeptabler Strahlungsdosen und sind von der Auffassung der ICRP geprägt, daß aus Gründen der Sicherheit nicht von einer unschädlichen, sondern allenfalls von einer im Einzelfall akzeptablen Strahlendosis ausgegangen werden sollte; vgl. Strahlenschutzverordnung, Euratom-Grundnormen.

Im|puls (lat impulsus Antrieb) m: Antrieb, Anstoß; **1.** (physik.) Abk. p; Produkt aus Masse m u. Geschwindigkeit v eines Körpers od. eines Teilchens:

$$p = m \cdot v$$

Der Gesamtimpuls eines abgeschlossenen Systems ist konstant. **2.** Elektrischer I.: kurzzeitiger Spannungs- od. Stromstoß, entweder als Einzel-I. oder als I.-Folge bzw. I.-Gruppenfolge; die I.e od. I.-Folgen können aperiodisch auftreten od. eine best. Frequenz[*] haben; medizinisch von Bedeutung in der Nuklearmedizin* (jedes registrierte Gammaquant löst einen elektrischen I. aus), Ultraschalldiagnostik[*] (Echo-I.), bei Anwendung von Herzschrittmachern[*] usw.

Im|puls|höhen-Ana|lysator (gr analysis Auflösung) m: hauptsächlich in der nuklearen Analysen- und in der Strahlenschutzmeßtechnik, Radiochemie und Nuklearmedizin* angewendete elektronische Einrichtung, die es ermöglicht, nur solche von einem Detektor* erfaßte Strahlenquanten zu registrieren, deren Energie oberhalb einer einstellbaren Energieschwelle oder innerhalb eines definierten (von Diskriminatoren begrenzten) sog. Energiefensters liegt; diente u. a. der Bestimmung der Energie direkt oder indirekt ionisierender Teilchen aus einer Quelle ionisierender* Strahlung, der Eliminierung von Streustrahlung bzw. der Diskriminierung verschiedener Radioisotope in einer Meßprobe.

Im|puls|rate: Anzahl der von ionisierenden Teilchen oder Quanten ausgelösten Impulse pro Zeiteinheit; in der Strahlenmeßtechnik, Nuklearmedizin.

In|dikator, radio|aktiver (lat indicare anzeigen; radius Strahl; agere handeln) m: in der Nuklearmedizin* mit Radioisotopen versetzte bzw. radioaktiv markierte Substanz (s. Radioaktive Markierung), Radionuklide* oder Radiopharmaka* zur Diagnose (z. B. Radioimmunologische[*] Verfahren, Isotopendiagnostik[*]) und/oder Therapie (z. B. Radiojodtherapie*); vgl. Autoradiographie.

In|direkt ionisierende Strahlung: s. Ionisierende Strahlung.

In|dividual|dosi|meter (lat individuum Person; gr dosis Gabe; metron Maß) n: kleines, tragbares Strahlendosismeßgerät (Dosimeter) für die Messung und Überwachung der individuellen Strahlenbelastung* beim Umgang mit ionisierender* Strahlung (Dosimetrie*); die Benutzung ist für beruflich strahlenexponierte Personen nach der Strahlenschutzverordnung* gesetzlich vorgeschrieben.

In|korporation (lat corpus Körper) f: Einverleibung; Aufnahme eines Stoffes in den Organismus, i. e. S. **I. von Radionukliden*** über die Atmungsorgane (Inhalation), den Magen-Darm-Trakt (Ingestion) und die Haut (perkutane Resorption) bzw. — bei nuklearmedizinischen Anwendungen — durch intravenöse oder intrakavitäre Injektion, wobei sich Radionuklide prinzipiell gleich wie ihre stabilen Isotope* verhalten. Sie haben je nach Resorbierbarkeit, Resorptionsgeschwindigkeit, Verteilungsraum und Biokinetik unterschiedliche radiobiologische Wirkungen; die Kenntnis biokinetischer Daten ist daher Voraussetzung für die Berechnung von Strahlendosen in einzelnen Organen und Geweben. Je nach Beteiligung am Intermediärstoffwechsel werden Radionuklide in unterschiedlichem Umfang v. a. in Lunge, Knochen und Knochenmark, Leber und Schilddrüse akkumuliert (s. Kritisches Organ) und führen dort einerseits zu Gewebszerstörungen, deren Schweregrad von der absorbierten Dosis* und der Art des Radionuklids abhängt, andererseits haben sie teratogene und kanzerogene Wirkungen, deren Wahrscheinlichkeit des Auftretens mit der Dosis variiert (stochastische Prozesse*).

Für den **diaplazentaren Transfer** gilt, daß Radioisotope in gleicher Weise wie ihre inaktiven Isotope die Plazentarmembran passieren können und u. U. im fetalen Gewebe akkumuliert werden (dadurch Verlängerung der biologischen Halbwertzeit*). Die Aktivitätskonzentration von Radionukliden, die am Aufbau biologischer Strukturen beteiligt sind, kann dabei im Fetus u. U. höher als im mütterlichen Organismus sein, so daß dann gegebenenfalls

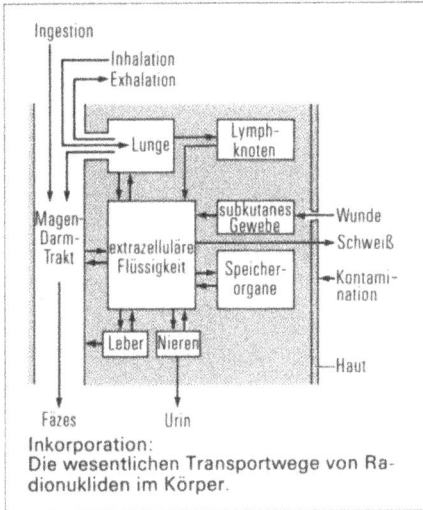

Inkorporation:
Die wesentlichen Transportwege von Radionukliden im Körper.

für den Feten eine höhere Strahlenbelastung resultiert.

Die **Elimination*** inkorporierter Radionuklide erfolgt physiologisch über sämtliche Exkretionswege (einschließlich der Muttermilch); sie kann unter best. Bedingungen therapeutisch beschleunigt werden (s. Dekorporation); vgl. Strahlenrisiko.

Integral|dosis f: syn. Raumdosis, Volumdosis; (radiol.) die gesamte durch Einwirkung ionisierender* Strahlung auf den Organismus übertragene Energie*; dient zur Charakterisierung von Allgemeinwirkungen (z. B. Strahlenkater*), die durch Strahlung hervorgerufen werden. SI-Einheit Gray* mal Kilogramm (Gy · kg) bzw. Joule[*] (J).

Intensität (lat intensitas Leistung) f: Energie einer Strahlung*, die pro Zeiteinheit durch die Flächeneinheit hindurchtritt: $I = E/t \cdot A$ (I = Intensität, E = Energie, A = Fläche, t = Zeit).

Ionen (gr ion wandernd) n pl: geladene Teilchen (Atome, Moleküle usw.), die in einem elektrischen Feld wandern. **Anionen** sind negativ geladen und bewegen sich deshalb zur positiven Anode, **Kationen** sind positiv geladen und bewegen sich zur negativen Kathode.

Ionen|dosis f: Abk. I; s. Dosis (radiol.).

Ionen|dosis|leistung: Kurzzeichen I; Ionendosis* I pro Zeiteinheit; s. Dosisleistung, Dosis (radiol.).

Ionisation f: syn. Ionisierung*.

Ionisations|kammer: Strahlungsdetektor, dessen Funktion auf der Fähigkeit ionisierender* Strahlung beruht, Gase zu ionisieren. Das Funktionsprinzip entspricht dem eines gasgefüllten Kondensators, wobei die unter Strahlungseinwirkung entstehenden Ionen* und Elektronen* im elektrischen Feld beschleunigt werden und zu meßbaren Veränderungen der Spannung führen; die gemessenen Spannungsänderungen sind unter bestimmten Voraussetzungen der einwirkenden Strahlendosis proportional, so daß je nach Schaltung die einwirkende Ionendosis* oder die Ionendosisleistung* gemessen werden können. Je nach Meßzweck werden I.n verschiedener Dimension und unterschiedlichen Aufbaus verwendet (Freiluftkammern,

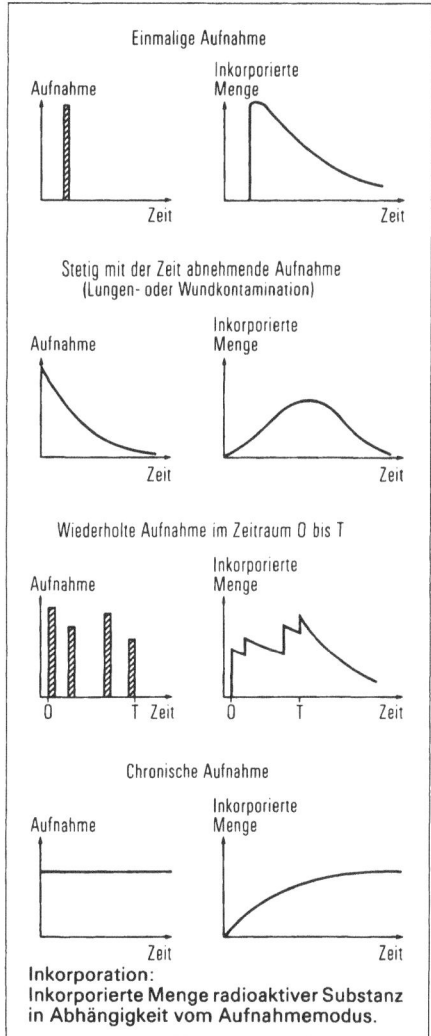

Inkorporation:
Inkorporierte Menge radioaktiver Substanz in Abhängigkeit vom Aufnahmemodus.

Fingerhutkammern, Füllhalterdosimeter* u. a.); vgl. Dosimetrie, Strahlungsdetektoren.

Ionisierende Strahlung: Elektromagnetische Wellenstrahlung (s. Elektromagnetische Wellen) bzw. Korpuskularstrahlung (s. Korpuskularstrahlen), die so energiereich ist, daß beim Durchgang durch Materie eine Ionisierung* der Moleküle stattfindet. **Direkt i. St.** besteht aus geladenen Korpuskeln (β^-, β^+, α usw.), diese können wegen ihrer Ladung beim Durchgang durch Materie mit den Atomen direkt in Wechselwirkung treten und über Anregungs- und Ionisierungsprozesse Energie abgeben. **Indirekt i. St.** besteht aus Photonen* (Gammastrahlung*, Röntgenstrahlung*) oder ungeladenen Korpuskeln* (Neutronen*), diese können wegen ihrer fehlenden Ladung nicht direkt mit den Atomen des Absorbermaterials in Wechselwirkung treten. Sie ionisieren vielmehr über die Bildung eines geladenen Sekundärteilchens (Sekundärelektronen* bei Photonenstrahlung). **Locker** bzw. **dicht i. St.** unterscheidet sich im räumlichen Abstand der Ionisierungsvorgänge, diese liegen bei dicht i. St. (Alphastrahlung*, Neutronen) wesentlich enger als bei locker i. St. (Gammastrahlung, Röntgenstrahlung, Betaplus-Strahlung, Beta-minus-Strahlung). Mit dieser unterschiedlichen Ionisationsdichte ist eine unterschiedliche biologische Wirksamkeit verknüpft; vgl. Relative biologische Wirksamkeit.

Ionisierung: syn. Ionisation; Veränderung der Elektronenzahl in der Hülle eines Atoms* oder Moleküls durch Entfernen oder Hinzufügen von Elektronen*. Hierbei entstehen positive oder negative Ionen*. Ionisierende* Strahlung kann unter Energieaufwand Elektronen aus der Atomhülle entfernen. Über diesen Vorgang der I. wird Energie auf das Absorbermaterial übertragen; dies kann im Falle des Körpergewebes zu chemischen und biochemischen Reaktionen und strahlenbiologischen Folgen führen.

Iso|tope (gr isos gleich; topos Ort) n pl: Ein Element* kann aus Atomen mit unterschied-lich aufgebautem Kern (s. Atom) bestehen. I. sind solche Atome eines Elements, deren Kerne bei gleicher Anzahl von Protonen* unterschiedlich viele Neutronen* enthalten (gleiche Kernladungs- bzw. Ordnungszahl und damit gleiche Stellung im Periodensystem* der Elemente). I. haben gleiche chemische Eigenschaften (hier unterscheiden sich die I. Wasserstoff[*], Deuterium* (Tab.) und Tritium*), können aber unterschiedliche Arten des radioaktiven Zerfalls zeigen oder stabil sein, so daß sie bei Inkorporation* durch den Menschen i. a. als Bestandteile physiologischer Substanzen auftreten und so - sofern sie ionisierende* Strahlung emittieren - in den unterschiedlichsten Geweben bzw. biochemischen Wirkungszyklen eine Strahlenwirkung* entfalten. Andererseits gestattet die Anwendung von I.n in der Nuklearmedizin* in Therapie (Strahlentherapie[*]) und Diagnostik (z. B. Szintigraphie[*]) ein bequemes, sehr empfindliches messendes Verfolgen des Isotops im physiologischen Kreislauf.

Nahezu alle chemischen Elemente sind Gemische von I.n, wobei die Anzahl der I. und ihre Mengenverteilung pro Element festliegen.

I. können stabil sein oder einem radioaktiven Zerfall (s. Radioaktivität) unterliegen (Radioisotope). **Beispiel:** Natürlich vorkommendes Kalium besteht aus den I.n K-39 (93,08%), K-40 (0,0119%) und K-41 (6,9%), wobei die I. K-39 und K-41 stabil sind und K-40 mit einer Halbwertzeit* von $1,31 \cdot 10^9$ Jahren **1.** zu 11% unter Emission von Gammastrahlung* zu Ar-40, **2.** zu 0,001% unter Emission von Betastrahlung* zu Ar-40, **3.** zu 0,16% unter Elektroneneinfang* zu Ar-40 und **4.** zu 88,8% unter Emission von Betastrahlung zu Ca-40 zerfällt.

Iso|topen|gemisch: 1. Gemisch verschiedener Isotope* unterschiedlicher chemischer Elemente wie es z. B. bei der Kernspaltung* entsteht (sog. Spaltgemisch); **2.** Gemisch verschieden schwerer Isotope des gleichen Elements*. Natürlich vorkommende Elemente liegen gewöhnlich als I.e vor; vgl. Radionuklidgemisch.

J

Jahres/Aktivitäts|zufuhr: Abk. JAZ; s. Dosisgrenzwerte.

Jod (gr ioeides veilchenfarben) n: (nach neuerer Nomenklatur Iod), chemisches Symbol J (nach neuerer Nomenklatur I), Ordnungszahl 53, relative Atommasse 126,90, 1-, 3-, 5- und 7wertig, Halogen, 24 Isotope*, in reinem Zustand grauschwarz glänzende Kristalle; biologische Halbwertzeit* bezogen auf die Schilddrüse 138, auf verschiedene andere kritische Organe 7 - 14 und auf den ganzen Körper durchschnittlich 138 Tage.

Jod-128 n: ^{128}J; instabiles, unter Bildung der Tochternuklide Xenon-128 und Tellur-128 und unter Emission von Betastrahlung* und Gammastrahlung* zerfallendes Isotop des Jod*; physikalische Halbwertzeit* 25 Minuten; **Verwendung:** (med.) zu Diagnosezwecken in der Nuklearmedizin*; wegen der durch die erheblich kürzere Halbwertzeit bedingten geringeren Strahlenbelastung* verdrängt Jod-128 in zunehmendem Maß das bisher eingesetzte Jod*-131 (HWZ 8,05 Tage) insbesondere in der Schilddrüsendiagnostik[*].

Jod-129 n: ^{129}J; aus dem Mutternuklid* Tellur-129 entstandenes, instabiles, unter Bildung des Tochternuklids* Xenon-129 und Emission von Betastrahlung*, Gammastrahlung* und K*-Strahlung zerfallendes Isotop des Jod*; physikalische Halbwertzeit* $1,7 \cdot 10^6$ Jahre.

Jod-131 n: ^{131}J; aus dem Mutternuklid* Tellur-131 entstandene, instabiles, unter Bildung des Tochternuklids* Xenon-131 und Emission von Betastrahlung*, Gammastrahlung* und K*-Strahlung zerfallendes Isotop des Jod*; physikalische Halbwertzeit* 8,05 Tage; kritisches* Organ ist die Schilddrüse[*]; **Verwendung:** (med.) vielfältige Anwendung zu diagnostischen (insbes. Schilddrüsendiagnostik[*]) und therapeutischen (Radiojodtherapie*) Zwecken in der Nuklearmedizin* (vgl. Jod-128); J-131 gehört zu den bei der Kernspaltung* freigesetzten flüchtigen oder bedingt flüchtigen Radionukliden*; vorzugsweise in diesem Zusammenhang dient es als **Leitisotop*** bei dem Versuch, die Strahlenbelastung* eines radioaktiven Fallout* quantitativ darzu-

stellen; nach Inkorporation* von J-131 sind sowohl im Tierversuch als auch beim Menschen maligne Neoplasien (insbes. der Schilddrüse) beobachtet worden.

Jodid|blockade der Schild|drüse f: szintigraphisch nachweisbare Verminderung der Jod-Speicherfunktion der Schilddrüse[*] infolge vorausgegangener (auch ungewollter) Inkorporation* von jodhaltigen Verbindungen (z. B. Medikamente, Röntgenkontrastmittel); als **therapeutisches Verfahren** die Hemmung der Schilddrüsenfunktion von hyperthyreoten Patienten (Verminderung der organischen Bindung von Jod, Verminderung des hormonalen Effekts von TSH[*] auf die Schilddrüse, Hemmung der Proteolyse von Thyreoglobulin) als vorbereitende Maßnahme einer Strumektomie[*] (sog. Plummerung[*]) durch Verabreichung von Jodverbindungen (z. B. Kaliumjodid); als **prophylaktische Maßnahme** im Hinblick auf die Verhinderung der Einlagerung von radioaktiven Jodisotopen (z. B. Jod*-131 nach Reaktorunfällen) durch Verabreichung insbesondere von Kaliumjodid. Jodid hat bei Euthyreoten kaum Auswirkungen auf die Schilddrüsenfunktion, da es keinen direkten Einfluß auf den Jodeinfangmechanismus ausübt; bei frühzeitiger und ausreichend hoher Jod(id)applikation kann jedoch die Gesamtjodaufnahme von weiter zugeführtem (radioaktivem) Jod infolge Hemmung der organischen Bindung nahezu vollständig blockiert werden. Cave: u. U. Auftreten einer jodinduzierten Hyperthyreose[*] möglich; daher Massenanwendung der Jodprophylaxe nur unter Katastrophenbedingungen und nach eingehender Nutzen-Risiko-Abwägung vertretbar! Bei bestehender **Kontraindikation** gegen die Einnahme von Jod (Jodallergie, große Strumen mit beträchtlicher Einengung der Trachea, unbehandelte autonome Adenome der Schilddrüse, Dermatitis herpetiformis Duhring) kann eine Schilddrüsenblockade durch Natrium- oder Kaliumperchlorat erfolgen.

Jod|in|duzierte Hyper|thyreose f: sog. Jodbasedow; Hyperthyreose[*] inf. massiver Zuführung v. Jod nach Jodmangel; vgl. [Jodmangelkropf].

Karzino|gen<u>e</u>se, strahlen|in|duzierte f: Auslösung (Initiation) der Entstehung von malignen Neoplasien durch ionisierende* Strahlung; als **Mechanismen** der st. K. werden u. a. die Aktivierung onkogener[*] Gene bzw. Viren, somatische Mutationen (wobei die maligne Entartung aus einer Einzelmutation resultiert) und Veränderungen der Immunitätslage diskutiert. Bei strahleninduzierten onkogenen Effekten handelt es sich - wie bei gene-

tischen Strahlenschäden* - um stochastische Prozesse*, d. h. die Wahrscheinlichkeit des Eintritts eines Effekts in einer bestimmten Population ist eine Funktion der Dosis; ihr Nachweis kann i. d. R. nur statistisch anhand einer Erhöhung der spontanen Tumorinzidenz geführt werden. Basierend auf epidemiologischen Studien an strahlenexponierten Bevölkerungsgruppen (v. a. den Überlebenden von Hiroshima und Nagasaki) konnte eine signifikante Erhöhung des Tumorrisikos nach Strahlendosen um 1 Gy (100 rd) und höher nachgewiesen werden. Es ist anzunehmen, daß auch geringere Strahlendosen das individuelle Risiko erhöhen, eine maligne Neoplasie zu entwikkeln; diese Fälle gehen jedoch statistisch in der spontanen Tumorinzidenz unter. Genaue Dosis*/Wirkungsbeziehungen sind für den Menschen nicht genügend bekannt. Zur Abschätzung des Strahlenrisikos* hinsichtlich stochastischer Effekte wird meist eine lineare Dosis/Wirkungskurve ohne Schwellendosis* zugrundegelegt, um die obere Grenze des möglichen Risikos zu berechnen, wobei davon auszugehen ist, daß mehrere Faktoren das tatsächliche Risiko vermindern: wahrscheinlich geringere Strahlenempfindlichkeit bei Dosisabnahme, geringere Strahlenwirkung* bei fraktionierter oder protrahierter Bestrahlung aufgrund physiologischer Reparaturvorgänge durch zelluläre Reparatursysteme* bzw. Zellersatz; vgl. Strahlenkrebs, Leukämie, strahleninduzierte, Kollektivdosis.

Karzino|gen<u>e</u>se, trans|plazentare f: pränatale Auslösung (Initiation) der Entstehung von Neoplasmen, die häufig erst spät postnatal diagnostiziert werden, durch chemische Substanzen (z. B. direkt wirkende Alkylanzien[*] oder physikalische Faktoren (z. B. ionisierende* Strahlung). **1. Induktion durch chemische Substanzen:** Tierexperimentell sind weit über 100 Substanzen mit einem entsprechenden Potential bekannt; alle Substanzen sind auch beim erwachsenen Tier karzinogen. Häufig gelingt die Erzeugung von Tumoren mit Dosen, die beim Muttertier noch keine erkennbare Erhöhung der Tumorinzidenz hervorrufen; beim Menschen hat eine Exposition in utero gegenüber Diäthylstilböstrol[*] zum Auftreten von Klarzellkarzinomen der Scheide (Latenzzeit etwa 18 Jahre) geführt. **2. Induktion durch ionisierende Strahlung:** Die Literatur ist z. Z. noch recht kontrovers. Nach Exposition in utero gegenüber ionisierender Strahlung (z. B. medizinische Strahlenanwendungen, Atombombenopfer) ist bei Kindern in mehreren Studien e. erhöhte Häufigkeit an Neoplasmen und insbesondere an Leukämie[*]-Erkrankun-

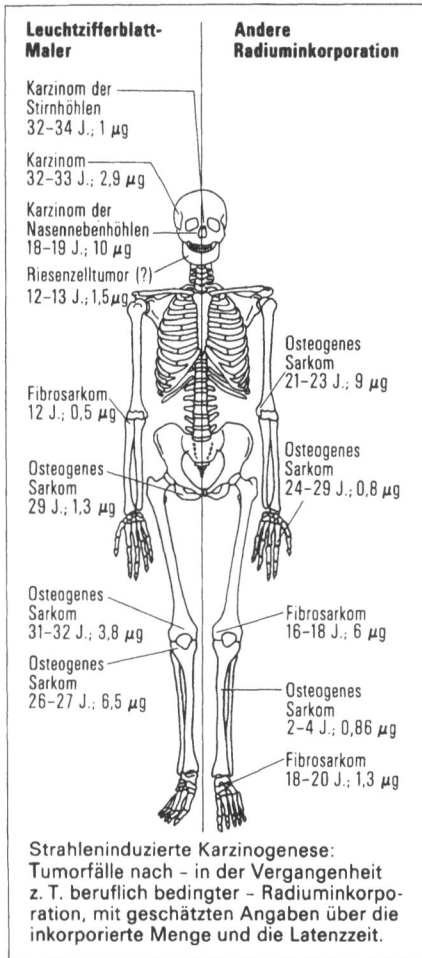

Leuchtzifferblatt-Maler	Andere Radiuminkorporation
Karzinom der Stirnhöhlen 32–34 J.; 1 µg	
Karzinom 32–33 J.; 2,9 µg	
Karzinom der Nasennebenhöhlen 18–19 J.; 10 µg	
Riesenzelltumor (?) 12–13 J.; 1,5 µg	
	Osteogenes Sarkom 21–23 J.; 9 µg
Fibrosarkom 12 J.; 0,5 µg	
Osteogenes Sarkom 29 J.; 1,3 µg	Osteogenes Sarkom 24–29 J.; 0,8 µg
Osteogenes Sarkom 31–32 J.; 3,8 µg	Fibrosarkom 16–18 J.; 6 µg
Osteogenes Sarkom 26–27 J.; 6,5 µg	Osteogenes Sarkom 2–4 J.; 0,86 µg
	Fibrosarkom 18–20 J.; 1,3 µg

Strahleninduzierte Karzinogenese: Tumorfälle nach - in der Vergangenheit z. T. beruflich bedingter - Radiuminkorporation, mit geschätzten Angaben über die inkorporierte Menge und die Latenzzeit.

gen berichtet worden; bei Strahlendosen um 10 mGy (1 rad) könnte eine Verdoppelung der Spontanrate* vorliegen (Verdoppelungsdosis*). Die noch weitgehend offene Frage eines möglichen Kausalzusammenhangs kann nur durch weitere Studien geklärt werden.

Kat|hoden|strahlen (gr kata hinab; hodos Weg): Bezeichnung für gebündelte Strahlen freier Elektronen*, die von einer Kathode[*] ausgehen und durch Glüh-, Feld- und Photoemission erzeugt werden; sie besitzen Energien von 10 keV bis 100 keV.

Keim|schädigung: Sammelbez. für die Wirkung mutagener und teratogener Einflüsse auf Keimzellen, Embryo und Fetus; vgl. Embryotoxizität, Mutagenität, Teratogenität, strahleninduzierte, Strahlenschäden, genetische.

Kern|fusions|atom|re|aktor (lat fusio Vereinigung; gr atomos unteilbar; lat actio Handlung) m: s. Reaktortypen.

Kern|ladungs|zahl: syn. Ordnungszahl; Anzahl der Protonen* im Kern eines Atoms*; die K. ist gleich der Anzahl der Hüllenelektronen des jeweiligen Atoms und bestimmt daher die chemischen Eigenschaften des Atoms.

Kern|photo|ef|fekt (gr phos, photos Licht; lat efficere, effectum bewirken) m: Kernreaktion, die durch energiereiche Photonenstrahlung induziert wird; dabei wird ein Proton od. Neutron aus dem Kern herausgeschlagen. Symbol (γ, p) bzw. (γ, n).
Beispiel: $^{14}N (\gamma, n) ^{13}N$ oder $^{16}O (\gamma, n) ^{15}O$.
Vgl. Wechselwirkungsprozesse, Photoeffekt, Kernreaktionen.

Kern|physik (gr physis Natur) f: Teilgebiet der Physik; die K. untersucht die Eigenschaften der Atomkerne sowie die Wechselwirkungen der Kernbausteine (Kernkräfte). Methoden: Untersuchung der Kernzerfälle (Alpha-, Beta-, Gammazerfall) und Erzeugung von Kernreaktionen* durch Beschuß mit Korpuskeln* oder Photonenstrahlung.

Kern|re|aktionen (lat actio Handlung) f pl: Umwandlung von Atomkernen durch Zerfälle (Alphazerfall, Beta*-plus-Zerfall, Beta*-minus-Zerfall, Gammazerfall*) oder durch Beschuß mit Korpuskeln* oder Photonenstrahlung. **Medizinische Bedeutung:** 1. Herstellung künstlicher Radionuklide* durch Beschuß stabiler Ausgangsstoffe mit Neutronen* oder Protonen* bzw. Deuteronen; 2. beim Betrieb von Beschleunigern zur Strahlentherapie wird über den Kernphotoeffekt* durch energiereiche Photonen* künstliche Radioaktivität* erzeugt.

Kern|re|aktor m: s. Reaktortypen.

Kern|spaltung: Atomkerne mit hoher Ordnungszahl können sich spontan oder durch Zufuhr von Energie (z. B. über ein Neutron) in 2 Bruchstücke spalten. Dabei werden Neutronen* und Energie frei. Beispiele:

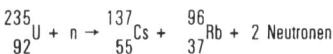

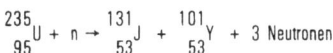

$$^{235}_{92}U + n \rightarrow {}^{137}_{55}Cs + {}^{96}_{37}Rb + 2 \text{ Neutronen}$$

$$^{235}_{95}U + n \rightarrow {}^{131}_{53}J + {}^{101}_{53}Y + 3 \text{ Neutronen}$$

Es entsteht eine ganze Reihe verschiedenartiger Spaltprodukte*, die meist radioaktiv sind und eine sehr unterschiedliche Halbwertzeit* besitzen. Die Spaltung eines Atomkerns ergibt bei jedem Ausgangselement i. d. R. eine charakteristische Massenverteilung der Spaltprodukte*. Vgl. Kettenreaktion.

Kern|spaltungs|bombe: s. Kernwaffentypen.

Kern|strahlung: s. Radioaktivität.

Kern|waffen|typen (gr typos Gepräge) m pl: Man unterscheidet drei verschiedene Typen der Atombombe*: 1. Die **Kernspaltungsbombe** beruht (wie ein Atomreaktor*) auf dem kernphysikalischen Prinzip der Kernspaltung* von Uran* (U-235) und Plutonium* (Pu-239); die Freisetzung der Energie erfolgt hier (im Gegensatz zum Atomreaktor) jedoch in einer unkontrollierten Kettenreaktion*. 2. Bei der **Fusionsbombe** (auch Wasserstoffbombe, H-Bombe) stammt ein wesentlicher Teil der freigesetzten Energie aus einer thermonuklearen Reaktion (Kernfusion). Alle Fusionsbomben enthalten zur Erzeugung der für den Fusionsprozeß* initial erforderlichen hohen Temperaturen von ca. $10^{8}°C$ eine kleine Kernspaltungsbombe; als Fusionsmaterial dient eine Verbindung aus Deuterium* und Lithium[*] (festes Lithium-6-Deuterid). 3. Die **Neutronenbombe** ist im Prinzip eine kleine Fusionsbombe, die eine starke Direktstrahlung (Initialstrahlung) in Form hochenergetischer Neutronen* mit einer besonders hohen biologischen Zerstörungswirkung (etwa 10mal stärker als Gammastrahlung*) und einem hohen Durchdringungsvermögen entfaltet; selbst durch dicke Betonmauern wird sie nur wenig abgeschwächt. Als sog. Neutronenverstärker dient eine Verkleidung aus Beryllium, das bei Beschuß mit ionisierenden Teilchen Neutronen aussendet.

Ketten|re|aktion (lat actio Handlung) f: 1. (physik.) bei der Kernspaltung* bestimmter Atomkerne (z. B. Uran, Plutonium) durch Neutronen* werden pro Spaltvorgang 2 - 3 Neutronen frei, also mehr als für **eine** neue Spaltung gebraucht werden. Dadurch nimmt die Zahl der Spaltungen lawinenartig zu und führt zu einer Explosion des spaltbaren Materials (Atombombe*). Durch gezielte Absorption von Neutronen kann der Vorgang der K. aber auch geregelt aufrechterhalten werden (Atomreaktor*). 2. (chem.) Folge von Reaktionen, wobei eine Startreaktion zusätzlich zum Endprodukt ein instabiles Zwischenprodukt erzeugt, das zu einer Wiederholung der Reaktionsfolge führt, somit zur erneuten Produktion instabiler Zwischenprodukte und damit zu einer K., bis durch eine Abbruchreaktion keine Kettenträger mehr zur Verfügung stehen.

keV: Abk. für Kiloelektronvolt (1000 Elektronvolt* oder 10^3 eV); s. a. [Einheiten].

K-Mesonen n pl: s. Mesonen.

Knochen|af|fine Elemente n pl: sog. Knochensucher; (physiologisch) Elemente, die wegen ihrer chemischen Ähnlichkeiten mit Kalzium[*] und damit ähnlichen biochemischen Eigenschaften bzw. aufgrund von

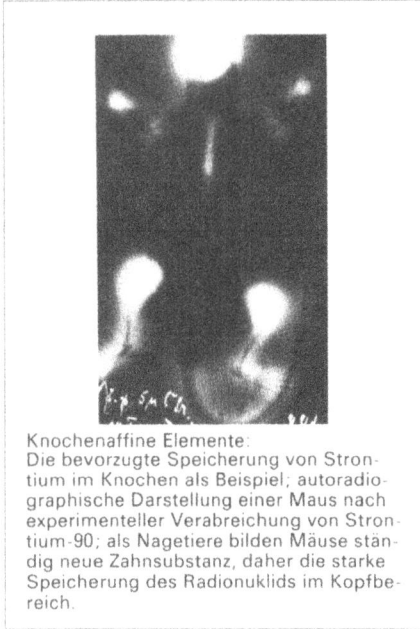

Knochenaffine Elemente:
Die bevorzugte Speicherung von Strontium im Knochen als Beispiel; autoradiographische Darstellung einer Maus nach experimenteller Verabreichung von Strontium-90; als Nagetiere bilden Mäuse ständig neue Zahnsubstanz, daher die starke Speicherung des Radionuklids im Kopfbereich.

osteogenen Stoffwechselvorgängen nach Inkorporation* bevorzugt oder selektiv v. a. im wachsenden (jugendlichen) Knochengewebe[*] und in der Zahnsubstanz angereichert oder abgelagert werden; es handelt sich dabei um: Fluor[*] (zahnmed. zur Kariesprophylaxe[*]), das toxische Element Blei*, Strontium* (und seine Radioisotope, s. Abb.) sowie die radioaktiven Elemente Radium* und das hoch radiotoxische Plutonium* (s. Radiotoxizität), das zusätzlich im Knochenmark angereichert wird. Durch rasche Aufnahme in den Knochen wird zwar der Plasmaspiegel dieser Elemente schnell gesenkt (toxikologisch relevant bei Blei), sie werden jedoch bei allen Kalzium-mobilisierenden Stoffwechselprozessen (z. B. Azidose[*]) vermehrt aus dem Knochengewebe freigesetzt.

Die radioaktiven k. E. bzw. Isotope können im Knochengewebe radiobiologisch wirksam werden (s. Strahlenwirkung), Strontium*-90 kann nach Latenzzeiten von 4 bis 10 Jahren Leukämien (s. Leukämie, strahleninduzierte) und nach 15 bis 40 Jahren maligne Knochentumoren[*] induzieren; nach unfreiwilliger Inkorporation von Radium wurden im wesentlichen maligne Knochentumoren (osteogene Sarkome, Fibrosarkome u. a.) beobachtet; vgl. Karzinogenese, strahleninduzierte (Abb.).

Kobalt n: chemisches Symbol Co, Ordnungszahl 27, relative Atommasse 58,93, 2- und 3-, seltener 1- und 4wertig; biologische Halbwertzeit* bezogen auf verschiedene kritische Organe bzw. auf den ganzen Körper durchschnittlich 9,5 Tage.

Kobalt-60 n: ^{60}Co; aus dem Mutternuklid* Eisen-60 entstandenes, instabiles, unter Bildung des Tochternuklids* Nickel-60 und Emission von Betastrahlung*, Gammastrahlung* und K*-Strahlung zerfallendes Isotop des Kobalt*; physikalische Halbwertzeit* 5,27 Jahre; **Verwendung:** (med.) zu diagnostischen und therapeutischen Zwecken in der Nuklearmedizin*; ferner zu Forschungszwekken und in der (kernphysik.) Technik.

Körper|belastung, maximal zulässige: Abk. MZKB; s. Dosisgrenzwerte.

Körper|dosis (gr dosis Gabe) f: bevorzugt im Strahlenschutz* verwendeter Dosisbegriff; Sammelbegriff für Ganzkörperdosis* und Teilkörperdosis*, häufig i. S. von Ganzkörperdosis benutzt. In der Strahlenschutzgesetzgebung werden Grenzwerte für Ganz- und Teilkörperdosen vorgeschrieben; vgl. Strahlenschutzverordnung.

Körper|oberfläche: die von der Haut bedeckte Oberfläche des gesamten Körpers (Gesamtfläche in m^2); medizinisch wichtige physiologische Bezugsgröße u. a. zur Abschätzung des Kalorien- und Flüssigkeitsbedarfs (Infusionstherapie), der Berechnung des Ausmaßes von Schädigungen der Haut (insbes. Verbrennungen), der Medikamentendosierung, für Stoffwechsel- und Clearence-Untersuchungen usw. Die K. ist die einzige Variable, die gut mit dem Grundumsatz[*] korreliert, da sie für den Wärmeverlust maßgeblich ist. Da eine direkte Bestimmung der K. schwierig ist, werden häufig nach der Du[*]-Bois-Formel konstruierte Nomogramme zur Schätzung der K. benutzt. **Schätzwerte:** Neugeborenes $\frac{1}{5}$ m^2; 2jähriges Kind $\frac{1}{2}$ m^2; 9jähriges Kind 1 m^2; Erwachsener 1,73 m^2; vgl. [Meeh-Formel], [Neunerregel].

Kohlen|stoff-14: ^{14}C; instabiles, unter Bildung des Tochternuklids* Stickstoff-14 und Emission von Betastrahlung* zerfallendes Isotop des Kohlenstoff*; physikalische Halbwertzeit* 5736 Jahre; biologische Halbwertzeit bezogen auf Knochen 40, auf den ganzen Körper durchschnittlich 10 Tage; **Verwendung:** (med.) zu Diagnosezwecken (insbesondere zur radioaktiven Markierung von Testsubstanzen bzw. Arzneimitteln, da Kohlenstoff Grundbaustein aller organischen Verbindungen ist); (kernphysik.) in der Forschung und Technik. Am bekanntesten ist die Verwendung zur Altersbestimmung fossiler organischer Überreste unter Berücksichtigung des Zerfalls bei bekannter Halbwertzeit (Radiokarbonmethode).

Kohlen|stoff, radio|aktiver: s. Kohlenstoff-14.

Kol|lektiv|dosis f: Meßgröße für die Gesamtstrahlenbelastung von Bevölkerungsgruppen, errechnet als Summe der Individualdosen (i. d. R. Äquivalentdosen) einer Gruppe von Menschen, z. B. der Beschäftigten in einer kerntechnischen Anlage oder der Bevölkerung in einem definierten Gebiet; gebräuchliche Einheit: Personen-Sievert (man-Sv) bzw. Personen-Gray (man-Gy). Die K. wird gewöhnlich als Vergleichsmaß, z. B. für Vergleiche der Wirksamkeit von Strahlenschutzmaßnahmen, verwendet. Unter der Voraussetzung eines linearen Zusammenhangs zwischen

Strahlendosis und Strahlenwirkung (stochastische Wirkung ohne Schwellendosis) wäre die K. daneben ein einfaches Maß für die Bestimmung der statistisch zu erwartenden Strahlenschäden* in einer Bevölkerung. Die im BEIR-Report (dem Bericht eines Beratergremiums der US-Regierung aus dem Jahr 1972 über die biologischen Wirkungen ionisierender Strahlen) genannten Schätzzahlen (von z. B. 180 - 900 zusätzlichen Fällen von Leukämie und Krebs je Million einer mit zusätzlich 1 rem belasteten Bevölkerung) beruhen auf dieser Voraussetzung; die Zulässigkeit derartiger Berechnungen ist allerdings umstritten (s. Dosis/Wirkungsbeziehungen). Die Strahlenschutzverordnung* sieht daher keine obere Grenze der K. für die Bevölkerung der Bundesrepublik Deutschland vor, sondern begrenzt stattdessen die individuell zulässige Äquivalentdosis*; vgl. Dosisgrenzwerte.

Kon|tamination (lat contaminare besudeln) f: Verunreinigung, Verschmutzung, Verseuchung; allg. Bez. für die Verunreinigung von Umwelt, Räumen, Gegenständen und Personen mit Schadstoffen, bes. durch Radioaktivität*, biologische Gifte* und chemische Substanzen. 1. Radioaktive K.: oberflächliche Verunreinigung von Gegenständen oder der Haut mit lose anhaftenden oder auf der Oberfläche adsorbierten radioaktiven Substanzen im Rahmen des beruflichen Umgangs mit Radioisotopen, bei Leckagen von Abfallbehältern, Transportunfällen oder durch radioaktiven Fallout*. Nach der Strahlenschutzverordnung* werden Räume, Gegenstände oder Personen dann als kontaminiert bezeichnet, wenn höchstzulässige Grenzwerte der Radioaktivität überschritten sind. Dabei wird zwischen der K. durch Alphastrahler* und sonstige Radionuklide* unterschieden (s. Tab.). Die K. von Überwachungsbereichen und Kontrollbereichen (s. Strahlenschutzbereiche) ist durch ortsfeste Monitore oder mittels regelmäßig durchgeführter Wischprobe* zu überwachen; kontaminierte Bereiche oder Gegenstände sind durch Strahlenwarnzeichen* zu kennzeichnen und zu sperren sowie unverzüglich - soweit möglich - zu dekontaminieren (s. Dekontamination) oder als radioaktiver Abfall* zu beseitigen. Bei K. der Haut besteht die Gefahr der Inkorporation*, wenn das Radionu-

klid in leicht austauschbarer Verbindung vorliegt (z. B. Tritiumwasser, Jod, lipoidlösliche Verbindungen), oder bei unsachgemäßer Dekontamination. Für die durch radioaktiven Fallout verursachte K. von Lebensmitteln gelten infolge des hohen Risikos der Inkorporation von Radioisotopen unterschiedliche höchstzulässige Grenzwerte. 2. Chemische K.: Verunreinigung von Luft, Wasser, Erdboden durch Rauch, Abgase, industrielle Abwässer, Detergenzien, Pestizide, giftige Abfälle u. a. 3. (hygienisch-mikrobiologisch) mikrobielle Verunreinigung z. B. von Lebensmitteln (durch Salmonellen, Staphylokokken u. a.), bei der Herstellung (primäre K.) oder Zubereitung (sekundäre K.) von Bakteriennährböden, auch der Haut (z. B. nach unsachgemäßem Verbandwechsel). 4. (psychiatrisch) Wortneubildungen durch Verschmelzen mehrerer Begriffe zu unverständlichen Äußerungen, z. B. bei Schizophrenie. 5. (pharmazeutisch) Verunreinigung von Arzneimitteln durch Fremdstoffe im Rahmen der Herstellung oder Lagerung.

Kontroll|bereich: s. Strahlenschutzbereiche.

Korpuskeln (lat corpusculum kleiner Körper, kleines Teil) f pl: Materieteilchen mit Ruhemasse; K. können elektrisch geladen (z. B. Elektronen*, Positronen*) oder ungeladen (z. B. Neutronen*) sein.

Korpuskular|strahlen: bestehen aus geladenen oder ungeladenen Materieteilchen (Korpuskeln*), wie z. B. Elektronen*, Positronen*, Alphateilchen* und Neutronen*. Unter der Energie korpuskularer Strahlung versteht man die kinetische Energie der einzelnen Korpuskeln. Sie wird in Elektronvolt* (eV) bzw. keV oder MeV angegeben.

Kosmische Strahlung (gr kosmos Weltall): s. Strahlenexposition, natürliche.

Kritisches Organ (gr krisis Entscheidung; organon Instrument) n: (radiol.) das Organ (-system) bzw. Gewebe, das aufgrund seiner besonderen Strahlensensibilität oder seiner für den Gesamtorganismus wichtigen funktionellen Bedeutung die bei Teilkörperbestrahlung applizierbare Strahlendosis limitiert bzw. in dem nach Inkorporation* von Radionukliden* in Abhängigkeit von deren biokinetischem Verhalten (Verteilung, Anreicherung, Retention) die relative Körperdosis* den höchsten Wert erreicht oder das als Folge der In-

---

Kontamination
Grenzwerte der Flächenkontamination nach Strahlenschutzverordnung
(mittlere Kontamination einer Fläche von 100 cm²)

Bereich	Kontamination durch			
	Alpha-Strahler		Sonstige Radionuklide	
Im Kontrollbereich (Arbeitsplätze und Außenseite der Schutzkleidung)	3,7	Bq/cm²	37,0	Bq/cm²
Im betriebl. Überwachungsbereich (Gegenstände, Kleidung)	0,37	Bq/cm²	3,7	Bq/cm²
Außerhalb des betriebl. Überwachungsbereiches (Gegenstände, Kleidung)	0,037	Bq/cm²	0,37	Bq/cm²

korporation die empfindlichste Reaktion erwarten läßt. Jedes Organ kann grundsätzlich ein k. O. sein; wichtige k.e O.e sind u. a. die Gonaden, das hämopoetische System, die Lungen und die Schilddrüse.

Krypton (gr kryptos verborgen) n: chemisches Symbol Kr, Ordnungszahl 36, relative Atommasse 83,80, Edelgas.

Krypton-85 n: ⁸⁵Kr; aus dem Mutternuklid* Brom-85 entstandenes, instabiles, unter Bildung des Tochternuklids* Rubidium-85 und Emission von Betastrahlung* und Gammastrahlung* zerfallendes Isotop des Krypton*; physikalische Halbwertzeit* 10,76 Jahre; **Verwendung:** (med.) zu diagnostischen (insbesondere zur Lungendiagnostik) und therapeutischen Zwecken; Kr-85 gehört zu den bei der Kernspaltung* freigesetzten flüchtigen oder bedingt flüchtigen Radionukliden*.

Krypton-88 n: ⁸⁸Kr; aus dem Mutternuklid* Brom-88 entstandenes, instabiles, unter Bildung des Tochternuklids* Rubidium-88 und Emission von Betastrahlung*, Gammastrahlung* und K*-Strahlung zerfallendes Isotop des Krypton*; physikalische Halbwertzeit* 2,8 Stunden. Kr-88 gehört zu den bei der Kernspaltung* freigesetzten flüchtigen oder bedingt flüchtigen Radionukliden*.

K-Strahlung: charakteristische Röntgenstrahlung*, die als Folgeprozeß z. B. beim Elektroneneinfang* entsteht.

Kugel|haufen|re|aktor m: s. Reaktortypen.

Kumulierte Dosis (lat cumulare anhäufen; gr dosis Gabe) f: (radiol.) die Summierung einzelner, zu verschiedenen Zeitpunkten applizierter Dosen ionisierender* Strahlung, z. B. bei Fraktionierung[*] der Gesamtdosis* im Rahmen einer Strahlentherapie[*]. Der kumulative Effekt der Einzeldosen hinsichtlich der biologischen Strahlenwirkung* wird durch zwischenzeitlich ablaufende zelluläre Erholungsvorgänge (s. Reparatursysteme) bzw. bei Inkorporation* von Radionukliden* durch deren Dosen physik. Eigenschaften und deren biologisches Verhalten (z. B. Bioakkumulation*) bestimmt; vgl. Dosis, Halbwertzeit, [Nahrungskette].

Kyemato|pathie (gr kyema Leibesfrucht; pathos Leiden) f: auch Kyemopathie; heute ungebräuchliche Bezeichnung für pränatale Erkrankung oder Schädigung (vgl. Embryotoxizität, Pränataltoxikologie, fetotoxisch; Krankheitszustände des Keimlings und seiner Anhangsgebilde. **Unterteilung** vom Keimling her: **1.** Blastopathie; **2.** Embryopathie; **3.** Fetopathie. Von der Plazenta her: **1.** Choriopathie (bis zum Sekundärzottenstadium); **2.** Plakopathie (ab Tertiärzottenstadium).

Lanthan (gr lanth_a_nein verbergen) n: chemisches Symbol La, Ordnungszahl 57, relative Atommasse 138,91, 3wertiges Metall aus der Gruppe der Lanthanoiden* (s. Periodensystem der Elemente), 15 Isotope* (davon 2 natürlich vorkommend und 13 künstlich erzeugt); biologische Halbwertzeit* bezogen auf Knochen 1000, auf verschiedene andere kritische Organe 400 und auf den ganzen Körper durchschnittlich 500 Tage.

Lanthan-141 n: ^{141}La; aus dem Mutternuklid* Barium-141 entstandenes, instabiles, unter Bildung des instabilen Tochternuklids* Cer*-141 und Emission von Betastrahlung* und Gammastrahlung* zerfallendes Isotop des Lanthan*; physikalische Halbwertzeit* 3,9 Stunden.

Lanthan-142 n: ^{142}La; instabiles, unter Bildung des Tochternuklids* Cer-142 und Emission von Betastrahlung* und Gammastrahlung* zerfallendes Isotop des Lanthan*; physikalische Halbwertzeit* 92 Minuten.

Lanthanoide n pl: früher auch als Seltene Erdmetalle bezeichnet; die Gruppe der im Periodensystem* der Elemente auf das Lanthan (Ln) folgenden 14 Elemente der Ordnungszahlen 58 - 71 (Ce, Pr, Nd, Pm, Sm, Eu, Gd, Tb, Dy, Ho, Er, Tm, Yb, Lu); sie sind sich chemisch außerordentlich ähnlich, was ihre Isolierung und Reindarstellung lange Zeit außerordentlich erschwert hat.

LD: Abk. für Letaldosis*.

Leichtwasser|re|aktor m: s. Reaktortypen.

Leistung: Produkt aus Arbeit[*] (Einheit: Joule[*]) und Zeit (Einheit: Sekunde). Die abgeleitete SI-Einheit ist das Watt:

$$1\,W = 1\,\frac{J}{s} = 1\ \text{Volt} \cdot \text{Ampere}$$

Die alte Leistungseinheit 1 PS = 735,5 W ist nicht mehr zugelassen.

Leit|iso|top (gr _i_sos gleich; t_o_pos Ort) n: Bezeichnung für ein wegen seiner Halbwertzeit* und seines biologischen Verhaltens (z. B. Bioakkumulation*) medizinisch besonders wichtiges Radionuklid, das aus praktischen Gründen zur Charakterisierung eines Gemischs unterschiedlicher Radionuklide* (z. B. verschiedene Spaltprodukte*), in dem es enthalten ist, ausgewählt wird; Angaben über radioaktive Aktivität* und die resultierende Strahlenbelastung*, die das Nuklidgemisch insgesamt betreffen, werden (unter Vernachlässigung der Halbwertzeiten und des biologischen Verhaltens der anderen darin enthaltenen Radionuklide) ausschließlich auf dieses L. bezogen.

Beispiele: J-131 als L. für kurzlebige Spaltprodukte; Cs-137 als L. für längerlebige Spaltprodukte.

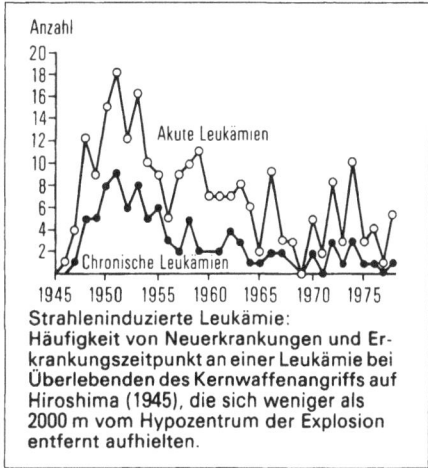

Anzahl

Akute Leukämien

Chronische Leukämien

1945 1950 1955 1960 1965 1970 1975

Strahleninduzierte Leukämie: Häufigkeit von Neuerkrankungen und Erkrankungszeitpunkt an einer Leukämie bei Überlebenden des Kernwaffenangriffs auf Hiroshima (1945), die sich weniger als 2000 m vom Hypozentrum der Explosion entfernt aufhielten.

Leptonen (gr lept_o_s leicht) n pl: Gruppe leichter Elementarteilchen* mit Ruhemassen < 250 · Elektronenmasse und halbzahligem Spin. Hierzu gehören Neutrinos* und Antineutrinos, Elektronen* und Positronen*, Myonen (μ-Mesonen).

Letal|dosis (lat let_a_lis tödlich; gr d_o_sis Gabe) f: Abk. LD; zum Tod führende Dosis; 1. (pharmakologisch) s. Dosis; 2. (radiol.) nach Ganzkörperbestrahlung mit ionisierender* Strahlung liegt die mittlere letale Strahlendosis (LD$_{50}$, d. h. Tod von 50% aller Bestrahlten) bei 4 Gy (400 rd), die letale Dosis (LD$_{100}$) bei 7 Gy (700 rd), wenn die bestrahlten Personen nicht behandelt werden; bei einer Dosis über 15 Gy (1500 rd) muß in jedem Fall mit dem Tod aller Bestrahlten gerechnet werden. Wegen der oft erheblichen Latenzzeit zwischen Bestrahlung und Manifestation tödlicher Strahlenwirkungen wird als zweiter Index häufig zusätzlich die Zeit (in Tagen) angegeben, auf welche sich die Angabe der LD bezieht (z. B. LD$_{50(60)}$). Vgl. Strahlensyndrom.

Letal|faktor (lat facere, f_a_ctum handeln, tun) m: (genet.) Mutation*, die zum Absterben der Zygote vor Erreichen des fortpflanzungsfähigen Alters führt; L.en können wie andere Mutationen dominant oder rezessiv sein. Sie können die Zygote vor dem Geburtstermin abtöten (embryonale oder fetale L.en), aber ihre kritische Phase kann auch erst zwischen der Geburt und dem Erreichen der Fortpflanzungsfähigkeit liegen (postfetale L.en). L.en können Genmutationen sein; sie sind jedoch häufiger als andere Mutationen mit sichtbaren Chromosomenveränderungen, z. B. Stückverlusten, verbunden. Neben den L.en i. e. S., die alle betroffenen Zygoten abtöten, gibt es **Semiletalfaktoren** (Abtötung von mehr als 50% der betroffenen Individuen) u. **Subvitalfaktoren** (Abtötung von weniger als 50% der Betroffenen); s. Chromosomen-Aberrationen, strahleninduzierte, [Krankheitsanlage], [Chromosomen-Aberrationen].

Leuk|ämie, strahlen|in|duzierte (gr leukos weiß; haima Blut; lat inducere bewirken) f: offenbar häufigste Form von strahleninduzierter Neoplasie; bei st. L.n handelt es sich fast ausschließlich um akute Leukämien sowie die chronisch myeloische Leukämie[*]. Kinder scheinen besonders empfindlich zu sein. Der Nachweis eines Kausalzusammenhangs insbesondere bei Exposition gegenüber kleinen Dosen ionisierender* Strahlung ist wegen vieler komplizierender Faktoren sehr schwierig und umstritten (s. Abb. S. 37). Vgl. Strahlenwirkung, Strahlenschäden, Karzinogenese, strahleninduzierte, Kollektivdosis.

Licht|quant (lat quantum Menge) n: s. Photonen.

M

Mangan n: chemisches Symbol Mn, Ordnungszahl 25, relative Atommasse 54,94; 1- bis 7wertig, silbergraues, hartes u. sprödes Schwermetall (relative Dichte 7,21 g/cm^3). Als **Spurenelement** zu 30 - 40 mg im menschlichen Körper (Blutserum 5 - 20 µg/100 ml), Bestandteil von Arginase u. Phosphatase, steigert die Verwertbarkeit des Vitamin B$_1$; **M.mangel** führt beim Tier zu Gonadendegeneration. Wichtigste Verbindung ist das **Kaliumpermanganat** (KMnO$_4$), es dient in der sog. **Manganometrie** zum Titrieren (z. B. zur quantitativen Bestimmung von Eisen(II)-Sulfat, Oxalsäure, Wasserstoffperoxid u. a.), ferner als Desinfektionsmittel für Mund- u. Scheidenspülungen. Mn wird industriell verarbeitet als Braunstein (MnO$_2$), Braunit (Mn$_2$O$_3$), Manganit (Mn$_2$O$_3 \cdot$ H$_2$O) u. Manganspat (MnCO$_3$) für Trockenbatterien, Manganfarben, Elektroden, Legierungen u. a. Durch Staub- u. Raucheinwirkung kommt es zur **Manganvergiftung:** akute Reizung des Atemtraktes, gelegentlich **Manganpneumonie.** Chronisch nach mehrjähriger Exposition, Degeneration der Ganglien im Putamen, Nucleus caudatus, Globus pallidus u. Thalamus. **Sympt.:** Müdigkeit, Schwindel, Apathie, Parkinson[*]-Syndrom u. manikalische akute Psychosen. DD: Zerebralsklerose[*], Multiple[*] Sklerose, Paralysis[*] agitans. Biologische Halbwertzeit* bezogen auf verschiedene kritische Organe 3 - 25, auf den ganzen Körper durchschnittlich ca. 17 Tage. MAK-Wert 5 mg/m^3, BK nach Nr. 1105 der VO.

Mangan-54 n: ^{54}Mn; instabiles, unter Bildung des Tochternuklids* Chrom-54 und Emission von Gammastrahlung* und K*-Strahlung zerfallendes Isotop des Mangan*, physikalische Halbwertzeit* 312 Tage; **Verwendung:** in der (kernphysik.) Forschung; Mn-54 gehört zu den bei der Kernspaltung* freigesetzten flüchtigen oder bedingt flüchtigen Radionukliden*.

man-Gy: (engl) Abk. für Personen-Gray; s. Kollektivdosis.

man-Sv: (engl) Abk. für Personen-Sievert; s. Kollektivdosis.

Massen|einheit, atomare (gr atomos unteilbar): atomphysikalische Einheit für die Angabe von Teilchenmassen (z. B. Atome, Elementarteilchen). 1 a. M. ist der 12. Teil der Masse eines Atoms* des Nuklids* C-12 (entspricht 1,66 · 10^{27} g).

Mesonen (gr meson Mitte) n pl: Gruppe mittelschwerer Elementarteilchen* mit Ruhemassen zwischen dem 250fachen des 1800fachen der Elektronenmasse und geradzahligem Spin. Hierzu gehören Pi*-Mesonen und K-Mesonen.

MeV: Abk. für Megaelektronvolt (1 Million Elektronvolt* oder 10^6 eV); s. a. [Einheiten].

Mikro|zephalie, strahlen|in|duzierte (gr mikros klein; kephalos Kopf; lat inducere bewirken) f: in mehreren epidemiologischen Untersuchungen wurde bei Kindern, die in utero einer erhöhten Strahlenbelastung ausgesetzt waren (therapeutische Bestrahlungen, Atombombenopfer), dosisabhängig das Auftreten von Mikrozephalie[*], häufig mit ausgeprägter geistiger Retardierung, beobachtet. Die zur Auslösung dieser embryotoxischen Schädigung notwendigen Strahlendosen liegen > 0,1 Gy (10 rad), nach einer Dosis* von 0,5 Gy (50 rad) muß mit einer hohen Inzidenz[*] gerechnet werden; die empfindliche Periode ist die 8. bis 15 Gestationswoche (Ausbildung der Neurone). Vgl. Embryotoxizität, Teratogenität, Teratogenität, strahleninduzierte.

Mißbildung, kon|genitale (lat congenitus angeboren): sollte heute besser als kongenitale[*] Fehlbildung oder als kongenitale, grobstrukturelle Abnormität bezeichnet werden. Persistente, grob-strukturelle Abnormität einzelner oder mehrerer Organe, auf eine Störung der intrauterinen Entwicklung (während der Phase der Organogenese) zurückzuführen ist; ein Teil (möglicherweise die überwiegende Zahl) solcher Fehlentwicklungen hat offenbar endogene Ursachen (spontane Entgleisungen der Entwicklung, spontane Mutation* in den beteiligten Keimzellen oder Keimzellmutation in vorhergehenden Generationen), ein weiterer (wahrscheinlich geringer) Teil ist auf exogene Ursachen (chemische Substanzen, Virusinfektionen, ionisierende* Strahlung) zurückzuführen (s. Embryotoxizität, [Dysmelie-Syndrom], [Embryopathia rubeolosa], Mikrozephalie, strahleninduzierte). Die genetisch bedingten Fehlbildungen sind von den exogen verursachten (Phänokopie[*]) oft nicht zu unterscheiden. Defekte an inneren Organen (Herzfehler[*], Nierenmißbildungen[*] usw. sind nur bei ausgeprägter funktioneller Konsequenz bereits bei der Geburt zu erkennen. Häufig treten kongenitale Fehlbildungen in charakteristischen Kombinationen an verschiedenen Organsystemen auf (sog. Mißbildungssyndrome[*]). Vgl. Embryotoxizität, Spontanrate.

Moderator (lat moderare mäßigen) m: Bei der Kernspaltung* entstehen u. a. Neutronen* mit hoher Energie (im Mittel MeV), von denen ein Teil zur Aufrechterhaltung der Kettenreaktion* benötigt wird. Diese Neutronen müssen in sog. thermischen, heterogenen Anordnungen (Brennstoff und M. räumlich getrennt) auf niedrige (thermische) Energie (ca. 0,025 eV) abgebremst werden, da sonst bei Verwendung von natürlichem Uran* (mit 0,72% U-235 im Isotopengemisch*) als Brennstoff die Reaktion zum Erliegen kommt. Diese Abbremsung (Moderation) geschieht im M., einem Stoff, in dem die Neutronen nur wenig absorbiert werden, aber bei elastischen Stoßprozessen (s. Zusammenstöße, elastische, unelastische) möglichst schnell ihre Energie abgeben. In Leistungsreaktoren (s. Atomreaktor) werden dafür hauptsächlich die aus neutronenphysikalischer Sicht besonders guten M.en, schweres Wasser (D_2O) und Graphit (C) verwendet; weniger gute M.en wie z. B. leichtes Wasser (H_2O) sind verwendbar, wenn der Brennstoff leicht angereichert ist (Anteil des U-235 bis maximal 5%).

Muta|gene (lat mutatio Veränderung; gr genesis Entstehung) n pl: Mutationen auslösende Agenzien; **1.** ionisierende* Strahlung (Alphastrahlung* stärker als Betastrahlung* und Gammastrahlung*), Ultraviolettstrahlung* (Maximum um 260 nm, dem Absorptionsmaximum der DNA[*]); **2.** bestimmte chemische Substanzen; **3.** Viren. Auch einige Arzneimittel können mutagen wirken (s. Tab.). Entsprechende mutagene Effekte sind experimentell an Mikroorganismen, Zellkulturen oder in Tierversuchen nachgewiesen worden, exogen ausgelöste Chromosomenmutationen auch beim Menschen. Somatische Mutationen werden heute als mögliche Ursache der chemischen oder physikalischen Karzinogenese angesehen. Exogen ausgelöste vererbte Veränderungen sind beim Menschen bisher nicht nachgewiesen worden (s. Reparatursysteme); vgl. Mutation, Prozesse, stochastische.

Muta|genität f: Potential eines Agens, eine Mutation* auszulösen.

Mutation f: **I.** Erbliche Veränderung des genetischen Materials, die nicht auf Rekombination[*] oder Segregation[*] beruht. Man unterscheidet: **1.** Genommutationen, numerische Änderungen des Chromosomensatzes; **2.** Chromosomenmutationen Chromosomen[*]-Aberrationen), strukturelle Chromosomenveränderungen, z. B. Brüche; **3.** Genmutationen, Veränderungen an der Basensequenz der DNA[*] eines einzelnen Gens. M.en ohne erkennbare Ursache werden als Spontanmutationen bezeichnet; induzierte (exogen erzeugte) M.en werden durch Mutagene* ausgelöst. Bei Genmutationen unterscheidet man: **1. Punktmutationen,** wenn eine Purinbase gegen eine andere Purin- (Transition) oder Pyrimidinbase (Transversion) ausgetauscht ist (vgl. [Purine], [Pyrimidine]). **2. Deletionsmutationen,** wenn ein Verlust von mehr als einer Base vorliegt, wodurch ein größerer Ausfall an genetischer Information entsteht. **3. Insertionsmutationen,** wenn DNA-Stücke einge-

baut werden, was ebenso zu einer Änderung der Basensequenzen führt. **4. Rastermutationen,** wenn sich Moleküle bestimmter Stoffe, wie z. B. Akridin[*]-Farbstoffe, die eine den Nukleinsäure-Basen ähnliche Größe und Struktur aufweisen, in die Nukleotid-Kette einbauen. Die Tripletts verschieben sich dann um den betreffenden Code-Buchstaben, und es findet eine entsprechende Änderung des zu bildenden Proteins statt. Werden nacheinander 3 Moleküle eingebaut, dann ergibt sich wieder die ursprüngliche Triplett[*]-Ordnung. Vgl. Mutagene, Spontanrate. **II.** Stimmwechsel (Stimmbruch) in der Pubertät.

Mutagene
Mutagene Pharmaka

I. Zytostatika
Alkylierende Verbindungen (z. B. Chlorambucil, Cyclophosphamid, Busulfan, Melphalan)
Antimetaboliten (z. B. Fluorouracil, Propylthiouracil, Cytosinarabinosid, 6-Mercaptopurin, Folsäureantagonisten)
Zytostatisch wirksame Antibiotika (z. B. Adriamycin, Bleomycin, Daunomycin, Mitomycin C, Streptonigrin)
Procarbazin

II. Alkaloide
Colchicin, Vincristin, Vinblastin

III. Antibiotika, Bakteriostatika, Antiparasitika
(z. B. Actinomycin D, Griseofulvin, Hycanthon, Hydroxychinolin, INH, Lucanthon, Nitrofuran)

IV. Immunsuppressiva
(z. B. Azathioprin)

Mutation, kon|ditional-letale (lat conditio Bedingung; letalis tödlich) f: Mutation*, die eine solche Veränderung eines Gens bewirkt, daß sich die dadurch bedingte Veränderung des Genprodukts nur unter bestimmten Wachstumsbedingungen als letaler Effekt bemerkbar macht; vgl. [Temperatursensitive Mutanten].

Mutation, letale f: Mutation*, die mit dem Leben des Organismus nicht vereinbar ist.

Mutations|rate: syn. Mutationswahrscheinlichkeit; Anzahl der spontanen od. induzierten Mutationen, die sich in einer Zellen-Stichprobe während einer bestimmten Zeitspanne ereignen.

Mutter|nuklid (lat nucleus Kern) n: Radioaktive Substanz (instabiles Nuklid*), die sich durch radioaktiven Zerfall umwandelt (radioaktive Zerfallsreihe*); die entstehende Substanz heißt Tochternuklid*.

N

Natürliche Radio|aktivität f: s. Strahlenexposition, natürliche.

Nebel|kammer: syn. Wilson-Kammer; Gerät zur Sichtbarmachung der Bahnspuren energiereicher Teilchen. Die von den Teilchen in einem Gas produzierten Ionen* bilden Kondensationskeime, an denen sich in übersättigtem Wasserdampf Wassertröpfchen durch Kondensation bilden. Bei entsprechender Beleuchtung wird dadurch die Flugbahn des Teilchens sichtbar; s. Strahlungsdetektoren.

Neptunium (lat Neptunus mythologische Gestalt) n: chemisches Symbol Np, Ordnungszahl 93, relative Atommasse 237, 4wertiges Metall aus der Gruppe der Actinoide* (s. Periodensystem der Elemente); biologische Halbwertzeit* bezogen auf Knochen $7,3 \cdot 10^4$, auf verschiedene andere kritische Organe $6 \cdot 10^4$ und auf den ganzen Körper durchschnittlich $3,9 \cdot 10^4$ Tage.
Die Elemente ab Ordnungszahl 93 werden Transurane* genannt; sie sind aus dem Uran* darstellbar.

Neptunium-239 n: ^{239}Np; aus den Mutternukliden Uran-239 und Americium-243 entstandenes, instabiles, unter Bildung des instabilen Tochternuklids* Plutonium*-239 und Emission von Betastrahlung*, Gammastrahlung* und K*-Strahlung zerfallendes Isotop des Neptunium*; physikalische Halbwertzeit* 2,35 Tage.

Neutrinos (lat neuter keiner von beiden) n pl: Elementarteilchen*, die beim radioaktiven Beta*-plus-Zerfall entstehen und zur Gruppe der Leptonen* gehören. N. sind wegen ihrer extrem geringen Wechselwirkung mit Materie äußerst schwer nachzuweisen.

Neutronen n pl: ungeladene, instabile Elementarteilchen*, Bausteine des Atomkerns (s. Atom), gehören zur Gruppe der Baryonen*. Die Ruhemasse des Neutrons beträgt das 1839fache der Elektronenmasse (dies entspricht einer Energie von 940 MeV). Das freie Neutron zerfällt über einen Beta*-minus-Zerfall mit einer Halbwertzeit* von ca. 13 Min. in ein Proton. Bei der Anwendung von N. unterscheidet man zwischen **schnellen N.**, deren Bewegungsenergie in der Größenordnung einiger MeV liegt, und **thermischen N.**, deren Bewegungsenergie nur noch in der Größenordnung der Energie der Wärmebewegung liegt. **Bedeutung:** 1. N. führen zur Kernspaltung* und werden bei jedem Spaltvorgang freigesetzt. 2. N. dienen zur Erzeugung von Radionukliden* zur medizinischen Anwendung. 3. In einigen strahlentherapeutischen Zentren werden Versuche unternommen, N.strah-

lung strahlentherapeutisch einzusetzen.

Neutronen|quellen: Freie Neutronen* können mit Hilfe von Kernreaktionen* oder durch Kernspaltung* erzeugt werden. Wichtige Kernreaktionen zur Herstellung von Neutronen sind der Beschuß von Deuterium* (^{2}H) bzw. Tritium* (^{3}H) mit Deuteronen (d, den Kernen des Deuteriums).

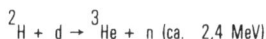

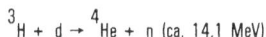

$$^2H + d \rightarrow ^3He + n \ (ca. \ 2,4 \ MeV)$$

$$^3H + d \rightarrow ^4He + n \ (ca. \ 14,1 \ MeV)$$

Kernspaltungsvorgänge liefern meist mehr Neutronen, als zu ihrer Erzeugung erforderlich waren, z. B. liefert die Spaltung eines ^{235}U-Atoms im Mittel 2-3 Neutronen.

Niob (gr Niobe mythologische Gestalt) n: chemisches Symbol Nb, Ordnungszahl 41, relative Atommasse 92,91; biologische Halbwertzeit* bezogen auf Knochen 1000, auf verschiedene andere kritische Organe 760 - 900 und auf den ganzen Körper durchschnittlich 760 Tage.

Niob-95 n: ^{95}Nb; aus dem Mutternuklid* Zirkonium*-95 gebildetes, instabiles, unter Bildung des Tochternuklids* Molybdän-95 und Emission von Betastrahlung* und Gammastrahlung* zerfallendes Isotop des Niob*; physikalische Halbwertzeit* 35,15 Tage; **Verwendung:** zu Forschungszwecken. Nb-95 gehört zu den bei der Kernspaltung* freigesetzten flüchtigen oder bedingt flüchtigen Radionukliden*.

Niob-95m n: ^{95m}Nb; aus dem Mutternuklid* Zirkonium*-95 entstandenes, instabiles, unter Bildung des Tochternuklids Niob*-95 und Emission von Gammastrahlung* und K*-Strahlung zerfallendes Isotop des Niob*; physikalische Halbwertzeit* 3,61 Tage.

Niob-97m n: ^{97m}Nb; aus dem Mutternuklid* Zirkonium-97 entstandenes, instabiles, unter Bildung des instabilen Tochternuklids* Niob-97 und Emission von Gammastrahlung* und K*-Strahlung zerfallendes Isotop des Niob*; physikalische Halbwertzeit* 53 Sekunden.

No effect level: s. No observed effect level.

NOEL-Wert: Abk. für (engl) No* observed effect level.

No observed effect level (engl): tierexperimentell festgelegte Dosis* oder Konzentration, bei der kein schädigender Effekt mehr nachweisbar ist; dient, unter Benutzung eines Sicherheitsfaktors (meist 10 oder 100), zur Festlegung einer tolerierbaren Exposition für den Menschen, wenn keine direkten Daten für den Menschen verfügbar sind. Vgl. ADI-Wert, Risikoabschätzung, toxikologische, Schwellendosis.

Nuklear|medizin (lat nucleus Kern): medizinisches Fachgebiet, das die diagnostische und therapeutische Anwendung v. a. kurzlebiger Radionuklide* umfaßt. Diagnostische Verfahren betreffen die Funktions-, Stoffwechsel- und Lokalisationsdiagnostik am Patienten durch Messung inkorporierter Radionuklide mittels Gammakamera[*] oder Szintigraphie[*] bzw. durch Messung der Radioaktivität von Körperausscheidungen, daneben nuklearmedizinische Laborverfahren (Radioimmunologische[*] Verfahren u. a.). Therapeutisch werden Radionuklide z. B. zur Endolymphatischen[*] Therapie, zur Radiojodtherapie*, Radiophosphor[*]-Therapie angewandt; vgl. [Strahlentherapie, interstitielle], Radiopharmaka.

Nukleonen n pl: Kernbausteine des Atoms*, Protonen* und Neutronen*.

Nuklid n: Atomart, deren Kern durch eine bestimmte Protonen- und Neutronenzahl gekennzeichnet ist. Ein N. wird daher eindeutig durch die Angabe der Ordnungszahl Z (Protonenzahl) und der Massenzahl M (Protonen- und Neutronenzahl) charakterisiert (z. B. $^{131}_{53}$ J). Es existieren ca. 340 natürlich vorkommende N.e, von denen ca. 270 stabil sind, und ca. 1500 künstlich erzeugte. N.e mit gleicher Ordnungszahl, aber unterschiedlicher Massenzahl bezeichnet man als Isotope* des jeweiligen chemischen Elements*. Je nach der Zusammensetzung des Kerns kann ein N. stabil oder instabil sein. Instabile N.e (Radionuklide*) zerfallen unter Emission ionisierender* Strahlung spontan in andere stabile oder instabile N.e; dieser Vorgang wird als Radioaktivität* bezeichnet.

O

Oberflächen|dosis (gr dosis Gabe) f: Abk. D_o bzw. früher OD; bevorzugt in der Strahlentherapie[*] verwendeter Dosisbegriff; die sich aus der Einfalldosis* der Primärstrahlung und der aus der Tiefe des bestrahlten Objekts (Patient oder Phantom) rückgestrahlten Streustrahlung zusammensetzende Dosis* gemessen an der Objektoberfläche.

OD: Abk. für Oberflächendosis*.

Ordnungs|zahl: Abk. OZ; syn. Kernladungszahl*.

Organ|dosis f: nach Inkorporation* radioaktiver Stoffe (Radionuklide*, Radiopharmaka*) ist eine Berechnung der Strahlendosis für ein (kritisches*) Organ möglich; die O. wird i. a. als mittlere Energiedosis* in einem Organ, d. h. unter der vereinfachenden Annahme angegeben, daß die inkorporierte radioaktive Substanz in dem entsprechenden Organ gleichmäßig verteilt und das Gewebe von einheitlicher Beschaffenheit ist; s. Dosis, kritisches Organ.

Organ, kritisches n: s. Kritisches Organ.

Organo|tropie (gr tropos Wendung, Richtung) f: bezeichnet bei pharmakologischen und toxischen Effekten (z. B. auch bei der Karzinogenese) die Tatsache, daß sich die Wirkungen bestimmter Agenzien innerhalb eines gewissen Dosisbereichs zunächst überwiegend an einem Organsystem manifestieren. Bei Erhöhung der Dosis treten i. d. R. neue Wirkungen an weiteren Organsystemen hinzu. Vgl. Gifte, Organtoxizität, Potential, toxisches, Toxizität.

Organ|toxizität f: toxisches Potential* eines Agens, das sich an einem charakteristischen Organ manifestiert; qualitative Bezeichnung; z. B. Hepatotoxizität, Nephrotoxizität, Ototoxizität. Vgl. Dosis/Wirkungsbeziehungen, Gifte, Organotropie, Toxizität.

Orts|dosis f: (radiol.) nach Strahlenschutzverordnung* die Äquivalentdosis* für Weichteilgewebe, gemessen an einem bestimmten Ort. Die StrlSchV gestattet zur Überwachung von Personen in Strahlenschutzbereichen* anstelle der Messung der Personendosis* auch die Messung der O. oder Ortsdosisleistung in den Räumen der Strahlenschutzbereiche. Dies kommt nur dann in Frage, wenn die Strahlenfelder möglichst homogen sind bzw. die zu überwachende Person ihren Aufenthalt im Raum nur wenig ändert. Die Beziehung der gemessenen O. zur entsprechenden Personendosis des Strahlenexponierten ist jeweils im Einzelfall zu ermitteln. Zur Messung der O. werden Strahlungsmeßgräte* verschiedener Typen verwendet; vgl. Dosis, Dosimetrie.

Orts|dosis|leistung: (radiol.) Ortsdosis* pro Zeiteinheit; vgl. Dosisleistung.

Osteo|radio|nekrose (gr osteon Knochen; lat radius Strahl; gr nekrosis Absterben) f: syn. Radioosteonekrose*.

P

Paar|bildung: einer der Wechselwirkungsprozesse* ionisierender Photonenstrahlung mit Materie. Photonen* mit einer Energie von mindestens der zweifachen Ruheenergie eines Elektrons, also 2 · 511 keV (1,2 MeV) können sich im Feld des Atomkerns oder der Hüllenelektronen spontan in ein Elektron/Positron-Paar umwandeln. Es entsteht also aus Energie Materie. Das Positron zerstrahlt anschließend, sowie es mit einem Elektron zusammentrifft, wiederum zu Energie; dabei entsteht

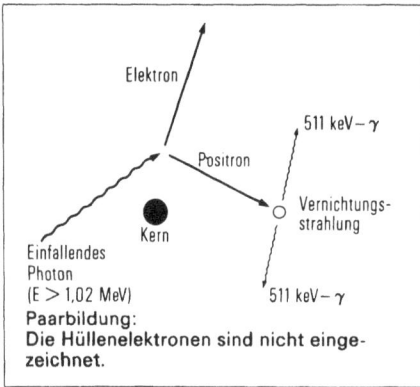

Elektron

Positron

511 keV − γ

Kern

Vernichtungsstrahlung

Einfallendes Photon
(E > 1,02 MeV)

511 keV − γ

Paarbildung:
Die Hüllenelektronen sind nicht eingezeichnet.

Vernichtungsstrahlung*. Die Wahrscheinlichkeit für das Auftreten der P. nimmt oberhalb der Schwellenenergie von 1,02 MeV mit der Photonenenergie und der Ordnungszahl des Absorptionsmaterials zu. P. tritt vor allem bei der Strahlentherapie mit ultraharter Röntgenstrahlung von Beschleunigern auf.

Paar|vernichtung: syn. Paarzerstrahlung; bei der P. wandelt sich die Ruhemasse eines Elementarteilchen/Antiteilchen-Paars (z. B. Elektron/Positron-Paar) in die Energie zweier Gammaquanten (je 511 keV) um (Vernichtungsstrahlung*).

Patienten|dosis (gr dosis Gabe) f: (röntg.) die Strahlendosis, mit der ein Patient während einer Röntgenuntersuchung (Röntgenaufnahme, Röntgendurchleuchtung) belastet wird (s. Flächendosisprodukt); wichtigster Faktor der Strahlenbelastung* ist die Gonadendosis*; s. Dosis.

Peri|oden|sy|stem der Elemente (gr periodos Umlauf; systema Vereinigung; lat elementum Grundstoff) n: im Jahr 1869 unabhängig von dem russischen Chemiker D. I. Mendelejew und dem deutschen Forscher L. Meyer aufgestellte, schematisierte Übersicht über die chemischen Elemente nach ihrer relativen Atommasse (s. Abb. auf der hinteren inneren Umschlagseite). Jedes Element* ordnet sich im P. d. E. in eine von 7 waagerechten Reihen (Perioden) und 8 senkrechten Reihen (Gruppen); die in einer Periode stehenden Elemente ändern ihre Eigenschaften in regelmäßiger Folge, die in einer Gruppe zusammengefaßten Elemente ähneln sich hinsichtlich ihres physikalischen und chemischen Charakters. Im P. d. E. sind folgende **Hauptgruppen** zu unterscheiden: **I Alkalimetalle** (Li, Na, K, Rb, Cs, Fr), **II Erdalkalimetalle** (Be, Mg, Ca, Sr, Ba, Ra), **III Triele** (B, Al, Ga, In, Tl), **VI Tetrele** (C, Si, Ge, Sn, Pb), **V Pentele** (N, P, As, Sb, Bi), **VI Chalkogene** (O, S, Se, Te, Po),**VII Halogene** (F, Cl, Br, J, At) und **VIII Edelgase** (He, Ne, Ar, Kr, Xe, Rn).

Der Metallcharakter der einzelnen Elemente nimmt innerhalb des P. d. E. von oben nach unten und von rechts nach links zu; **Metalle** (elektropositive Elemente) werden von den **Nichtmetallen** (elektronegative Elemente) getrennt durch die **Halbmetalle** (Semimetalle, Metalloide), zu diesen zählen B, C, Si, P, Ga, Ge, As, Se, Sn, Sb, Te, Bi und Po.

Die dem Lanthan ähnelnden inneren Übergangselemente der 6. Periode mit den Ordnungszahlen 58 - 71 (Ce, Pr, Nd, Pm, Sm, Eu, Gd, Tb, Dy, Ho, Er, Tm, Yb, Lu) werden zusammen mit La als **Lanthanoide***, die dem Actinium ähnelnden inneren Übergangselemente der 7. Periode mit den Ordnungszahlen 90 - 103 (Th, Pa, U, Np, Pu, Am, Cm, Bk, Cf, Es, Fm, Md, No, Lr) zusammen mit Ac als **Actinoide*** bezeichnet.

Transurane heißen alle Elemente mit einer Ordnungszahl von 93 und höher; sie sind sämtlich auf künstlichem Weg erzeugte, radioaktive Elemente. Vgl. Isotope.

Personen|dosis f: (radiol.) die an einer für die Strahlenexposition einer (beruflich) strahlenexponierten Person (vgl. Strahlenexposition, berufliche) geltenden Stelle an der Körperoberfläche vorzugsweise mit einem Filmdosimeter* gemessene Energiedosis* (für Weichteilgewebe) bzw. mittels eines Füllhalterdosimeters* o. ä. gemessene (Hohlraum-)Ionendosis* (frei in Luft); ob eine P. größer, kleiner oder gleich der Körperdosis* in dem interessierenden Körperteil ist, hängt wesentlich von den Bestrahlungsbedingungen zum Zeitpunkt der Strahlenexposition ab.

Photo|ef|fekt (gr phos, photos Licht; lat efficere, effectum bewirken) m: einer der Wechselwirkungsprozesse* ionisierender Photonenstrahlung mit Materie. **1.** Beim Ph.

wird die Energie eines Photons auf ein Elektron übertragen, dieses verläßt die Atomhülle und gibt seine Energie als Sekundärelektron durch weitere Ionisationen an die Materie ab. Die Wahrscheinlichkeit für das Auftreten des Ph.s nimmt mit steigender Ordnungszahl Z des Absorbermaterials stark zu ($\sim Z^4$) und mit zunehmender Photonenenergie E ab. Der Ph. ist in der Röntgendiagnostik für den Knochen/Weichteil-Kontrast verantwortlich, mit

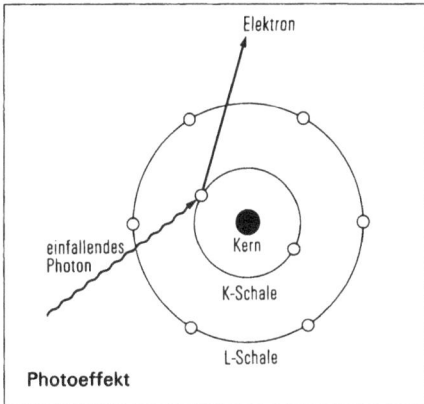

Elektron

einfallendes Photon

Kern

K-Schale

L-Schale

Photoeffekt

zunehmender Energie (Härte) der Röntgenstrahlung nimmt dieser Kontrast ab. 2. Beim Kernphotoeffekt* kann ein energiereiches Gammaquant im MeV-Bereich aus einem Atomkern ein Neutron oder Proton ablösen.

Photonen n pl: syn. Strahlungsquanten, Lichtquanten; ein Photon entspricht dem kleinsten Energiebetrag, der in elektromagnetischen* Wellen transportiert wird. Bei der Emission* bzw. Absorption* der elektromagnetischen Welle können nur die den einzelnen Ph. innewohnenden Energiebeträge ausgetauscht werden.

Photonen|strahlung: s. Elektromagnetische Wellen.

Pi-Mesonen (gr meson Mitte). π-Mesonen; instabile, entweder neutrale (π⁰), negativ (π⁻) oder positiv (π⁺) geladene Elementarteilchen* aus der Gruppe der Mesonen*. Entstehen u. a. beim Aufprall hochenergetischer Teilchen oder Gammaquanten auf Materie. Versuchsweise in der Strahlentherapie[*] eingesetzt.

Planck-Wirkungs|quantum (Max P., Physiker, Berlin, 1858-1947) n: syn. Plancksches Wirkungsquantum; Naturkonstante mit der Dimension einer Wirkung, d. h. einem Produkt aus Energie und Zeit:

$$h = 6{,}63 \cdot 10^{-34} \, J \cdot s$$

$$= 4{,}14 \cdot 10^{-15} \, eV \cdot s$$

Die Bedeutung des P.-W. hängt mit der Tatsache zusammen, daß viele atomare Größen nur gequantelt, d. h. in diskreten Stufen auftreten können. Mit Hilfe des P.-W. wird auch die Beziehung zwischen der Photonenenergie E

einer elektromagnetischen Strahlung und ihrer Frequenz hergestellt:

$$E = h \cdot \nu$$

Plutonium (gr Plouton Gott der Unterwelt) n: chemisches Symbol Pu, Ordnungszahl 94, relative Atommasse 244, 4-, selten 3-, 5- u. 6wertig; künstliches, radioaktives Metall mit 15 radioaktiven Isotopen*; biologische Halbwertzeit* auf den ganzen Körper bezogen durchschnittlich $7{,}3 \cdot 10^4$ Tage. Im Tierversuch sind nach Bestrahlung mit Pu-Isotopen maligne Neoplasien in Lungen- und (seltener) in Knochengewebe beobachtet worden; vgl. Knochenaffine Elemente, Radiotoxizität.

Plutonium-239 n: ^{239}Pu; aus dem Mutternuklid* Neptunium*-239 entstandenes, instabiles, unter Bildung des instabilen Tochternuklids* Uran-235 und Emission von Alphastrahlung*, Gammastrahlung* und K*-Strahlung zerfallendes Isotop des Plutonium*; physikalische Halbwertzeit* $2{,}44 \cdot 10^4$ Jahre; **Verwendung:** in der (kernphysik.) Technik.

Plutonium-240 n: ^{240}Pu; aus den Mutternukliden Neptunium-240, Americium-240 und Curium-244 entstandenes, instabiles, unter Bildung des instabilen Tochternuklids* Uran-236 und Emission von Alphastrahlung* und K*-Strahlung zerfallendes Isotop des Plutonium*; physikalische Halbwertzeit* 6537 Jahre.

Plutonium-241 n: ^{241}Pu; instabiles, unter Bildung der instabilen Tochternuklide Americium-241 und Uran-237 und Emission von Alphastrahlung*, Betastrahlung* und Gammastrahlung* zerfallendes Isotop des Plutonium*; physikalische Halbwertzeit* 15,16 Jahre.

Positronen n pl: Bezeichnung e⁺ bei Entstehung durch Paarbildung* oder Kernreaktionen, β⁺ bei Entstehung durch Beta*-plus-Zerfall. P. sind die Antiteilchen* der Elektronen* mit gleicher Ruhemasse entsprechend 511 keV; im Gegensatz zu den Elektronen besitzen P. eine positive Elementarladung*. P. sind nicht beständig, ein Positron zerstrahlt zusammen mit einem Elektron in zwei Gammaquanten von je 511 keV (Paarvernichtung*, Vernichtungsstrahlung*).

Positronen|strahlung: Korpuskularstrahlung, die aus Positronen* besteht. Für die beim Beta*-plus-Zerfall emittierte, aus Positronen bestehende Strahlung ist die korrekte Bezeichnung Beta-plus-Strahlung (β⁺-Strahlung).

Potential (lat potentia Mächtigkeit) n: Begriff aus der Elektrizitätslehre zur Charakterisierung der Eigenschaften eines elektrischen Feldes. Das P. an einem Punkt des elektrischen Feldes gibt an, welche Energie aufgewendet werden muß, um die Ladungseinheit (1 Coulomb) aus dem Unendlichen bis zu diesem Punkt zu transportieren. Die P.differenz zwischen zwei Punkten bezeichnet man als elektrische Spannung.

Potential, toxisches n: prinzipielle Fähigkeit eines Agens, eine bestimmte toxische Wirkung auszulösen; qualitative Aussage;

diese Wirkung tritt nur zutage, wenn eine ausreichende Dosis* einwirkt; s. a. Potenz, toxische.

Potenz, toxische f: Ausmaß einer toxischen Wirkung (bzw. Häufigkeit, Inzidenz[*]) bei einer definierten Exposition[*] (Dosis*); quantitative Aussage. S. a. Dosis/Wirkungsbeziehungen, Gifte, Potential, toxisches, Toxizität.

Prä|natal|peri|ode (lat praenatalis vorgeburtlich; gr periodos Umlauf) f: gesamte Phase der vorgeburtlichen Entwicklung, von der Befruchtung bis zur Geburt; s. a. Embryonalperiode, Fetalperiode.

Prä|natal|toxiko|logie f: Bereich der Reproduktionstoxikologie*, in dem exogen ausgelöste pränatale[*] Entwicklungsstörungen durch chemische oder physikalische Noxen erforscht werden.

Praseodym n: chemisches Symbol Pr, Ordnungszahl 59, relative Atommasse 140,91, Metall aus der Gruppe der Lanthanoiden* (s. Periodensystem der Elemente); biologische Halbwertzeit* bezogen auf Knochen 1500, auf verschiedene andere kritische Organe 375 - 750 und auf den ganzen Körper durchschnittlich 750 Tage.

Praseodym-144 n: [144]Pr; aus dem Mutternuklid* Cer*-144 entstandenes, unter Bildung des instabilen Tochternuklids* Neodym-144 (Nd-144 zeigt Alphazerfall*) und Emission von Betastrahlung* und Gammastrahlung* zerfallendes Isotop des Praseodym*; physikalische Halbwertzeit* 17,3 Minuten.

Praseodym-145 n: [145]Pr; aus dem Mutternuklid* Cer-145 entstandenes, instabiles, unter Bildung des Tochternuklids* Neodym-145 und Emission von Alphastrahlung*, Betastrahlung*, Gammastrahlung* und K*-Strahlung zerfallendes Isotop des Praseodym*; physikalische Halbwertzeit* 5,98 Stunden.

Promethium (gr Prometheus mythologische Gestalt) n: chemisches Symbol Pm, Ordnungszahl 61, relative Atommasse 145; biologische Halbwertzeit* bezogen auf Knochen 1500, auf verschiedene andere kritische Organe 656 und auf den ganzen Körper durchschnittlich 656 Tage.

Promethium-147 n: [147]Pm; aus dem Mutternuklid* Neodym-147 entstandenes, instabiles, unter Bildung des instabilen Tochternuklids* Samarium-147 (Sm-147 zeigt Alphazerfall*) und Emission von Betastrahlung* und Gammastrahlung* zerfallendes Isotop des Promethium*; physikalische Halbwertzeit* 2,62 Jahre; **Verwendung:** in der (kernphysik.) Technik.

Protonen (gr protos Erster) n pl: positiv geladene, stabile Elementarteilchen*, Bausteine des Atomkerns (s. Atom), gehören zur Gruppe der Baryonen*. Die Ruhemasse eines Protons beträgt das 1836fache der Elektronenmasse (dies entspricht einer Energie von 938 MeV). Die Ladung eines Elektrons entspricht einer positiven Elementarladung*. **Bedeutung:** Mit dem Spin der P. ist ein magnetisches Moment verknüpft; dies wird in der Kernspinresonanz[*]-Tomographie zur bildlichen Darstellung u. a. der P.dichte (Dichte der Wasserstoffkerne) ausgenutzt.

Pro|zesse, nicht-stochastische (lat processus Vorgang; gr stochos Ziel) m pl: Begriff zur Beschreibung von Dosis*/Wirkungsbeziehungen; im Gegensatz zu stochastischen Prozessen* unterliegen n.-st. P. nicht den Gesetzen der Wahrscheinlichkeitstheorie, die Wahrscheinlichkeit des Eintretens einer schädlichen Wirkung ist nicht direkt von der Dosis abhängig, sondern es existiert eine Schwellendosis*, unterhalb der nicht mit Schäden zu rechnen ist und oberhalb der die **Schwere** des Schadens der Dosis proportional ist (s. Abb.). Die meisten durch chemische Schadstoffe (soweit sie nicht karzinogen oder mutagen sind) ausgelösten Schäden sind als n.-st. P. anzusehen. Auch das akute Strahlensyndrom* und chronisch-degenerative und andere nicht-maligne Strahlenspätschäden sind n.-st. P.; s. Strahlenschäden.

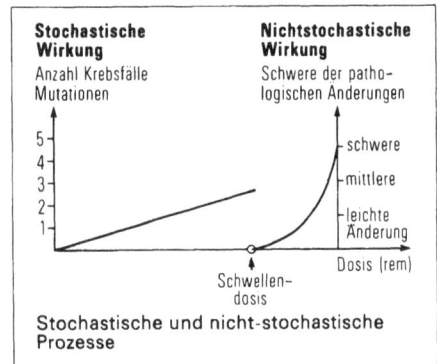

Stochastische Wirkung
Anzahl Krebsfälle Mutationen

5
4
3
2
1

Nichtstochastische Wirkung
Schwere der pathologischen Änderungen

schwere
mittlere
leichte
Änderung

Dosis (rem)

Schwellendosis

Stochastische und nicht-stochastische Prozesse

Pro|zesse, stochastische m pl: Begriff zur Beschreibung von Dosis*/Wirkungsbeziehungen; bei st. P. sind Schäden zufällige Ereignisse, deren Häufigkeit des Auftretens nur anhand der Beobachtung einer Vielzahl von Fällen (d. h. mittels Wahrscheinlichkeitstheorie) beurteilt werden können (z. B. Treffertheorie*). Die **Wahrscheinlichkeit** des Eintretens einer bestimmten Wirkung (nicht aber das Ausmaß der Wirkung bzw. die Schwere des Schadens) ist dabei der einwirkenden Dosis proportional (s. Abb.). Die Bedeutung derartiger Ereignisse bei der Wirkung (radio)toxischer Agenzien auf biologische Systeme ist fraglich, da Säugetierzellen enzymatische Reparatursysteme* besitzen, die u. U. Effekte von kleinen Dosen weitgehend ausgleichen können. Die Annahme st. P. stellt darum eine Unterstellung der ungünstigsten Voraussetzungen dar. Nach dem toxikologischen Prinzip „so wenig wie möglich" ist dies als prophylaktische Maßnahme auch u. U. gerechtfertigt. Auch bei st. P. nimmt die Wahrscheinlichkeit des Auftretens toxischer Effekte in einer Population bei sinkender Dosis* ab. Vgl. Prozesse, nicht-stochastische, Strahlenschäden, genetische, [Karzinogene].

Q

Quanten (lat quantum Menge) n pl: Das Quant ist der kleinste Energiebetrag elektromagnetischer Strahlung (Photon). Nähere Hinweise auf die Art der elektromagnetischen Strahlung werden durch die Bezeichnung Lichtquant, Gammaquant, Röntgenquant usw. gegeben. Vgl. Photonen.

Quanten|theorie f: Theorie der Vorgänge im Bereich der Atomhülle (s. Atom), des Atomkerns und der Elementarteilchen*, die zur Emission und Absorption von Strahlung* führen. Dabei wird berücksichtigt, daß in diesem Bereich Energie nur in diskreten Beträgen (Energiequanten; s. Planck-Wirkungsquantum) aufgenommen oder abgegeben werden kann.

Quanten|zahl: Der Zustand von Elementarteilchen, Atomkernen und Elektronen in der Atomhülle wird jeweils durch eine Gruppe von Zahlen gekennzeichnet, die nur diskrete Werte annehmen können (Quantenzahlen). Dies sind z. B. bei den Elementarteilchen* Ladung, Spin u. a., bei den Atomkernen Kernladungszahl, Massenzahl, Kernspin u. a., bei den Hüllenelektronen Hauptquantenzahl (Schale), Drehimpuls- und Spinquantenzahl.

Helfer · Winau
Männer und Frauen der Medizin

Illustrierte Kurzbiographien zur Geschichte
der Medizin

6., neubearbeitete Auflage. 12 x 18 cm. VI, 206 Seiten.
Mit 200 Abbildungen. 1986. Kartoniert DM 19,80
ISBN 3 11 010543 8

Dieses Werk ist seit 30 Jahren ein bewährter „Helfer" für alle an der
Medizingeschichte Interessierte. Gleichzeitig ist es für viele Angehö-
rige der Heilhilfsberufe, Studenten der Medizin und Ärzte ein belieb-
tes Mittel für die **erste Information über bedeutende Vertreter der
medizinischen Wissenschaft.**

Die chronologische Anordnung bietet auch einen **groben Überblick
über die Entwicklung der Medizin.** Der neue Bearbeiter der 6. Auflage, Professor Winau, hat sich bemüht, neben jedes Porträt die nach
dem Mediziner benannte Erkrankung oder andere nach ihm benannte
Begriffe zu stellen. Dadurch wird in erheblichem Maße das Erinne-
rungsvermögen des sich kurz Informierenden angesprochen.

Die 6. Auflage wird wieder viele tausend Leser in kurzer und prägnan-
ter Form mit dem notwendigen Wissen über die Männer und Frauen
der Medizin unterrichten.

W
DE
G

de Gruyter

R

R: Abk. für 1. (radiol.) Röntgen*; 2. (chem.) Radikal, Ribose.

Rad: Abk. für (engl) radiation absorbed dose; Kurzzeichen früher rad, heute rd; ältere, bis Ende 1985 in der Bundesrepublik Deutschland zugelassene Einheit der Energiedosis*. Die (seit 1975) gültige SI-Einheit ist das Gray* (Gy); es besteht folgende Beziehung: 1 rd = 0,01 Gy; s. a. [Einheiten]; vgl. Dosis (Tab.), Rem.

Radio|aktive Markierung (lat radius Strahl; actio Handlung): Methode zur Etikettierung chemischer Verbindungen und biologischer Substanzen (Moleküle, Kolloide, Zellbestandteile, Zellen) mit Radionukliden*. Durch Messung der von den markierten Substanzen emittierten ionisierenden* Strahlung lassen sich Stoffwechselwege verfolgen und Anreicherungsprozesse in Geweben und Organen sichtbar machen. Der Einsatz radioaktiv markierter Substanzen bei radioimmunologischen und verwandten In-vitro-Meßmethoden erlaubt die quantitative Bestimmung kleinster Konzentrationen biologisch wichtiger Substanzen (bis 10^{-12} g/l); radioaktiv markierte Pharmaka (Radiopharmaka*) werden in der nuklearmed. In-vivo-Diagnostik (z. B. Szintigraphie[*]) verwendet.

Radio|aktive Prä|parate (lat praeparare zubereiten) n pl: **1. Umschlossene r. P.:** radioaktive Stoffe, die ständig von einer dichten, inaktiven, aber strahlendurchlässigen Umhüllung von der Umgebung abgeschlossen sind, wodurch Austritt des radioaktiven Stoffes selbst verhindert und eine radioaktive Kontamination* der Umgebung oder Inkorporation* bei Personen ausgeschlossen wird; **Anwendung** der von umschlossenen r. P. emittierten ionisierenden* Strahlung in Strahlentherapie[*] u. Technik (Materialprüfung). **2. Offene r. P.:** alle nicht umschlossenen radioaktiven Stoffe in Form von Lösungen, Gasen od. auch in festem Zustand können portioniert werden und an chemischen oder biologischen Reaktionen teilnehmen. **Verwendung** u. a. in Chemie, Biowissenschaften und in der Nuklearmedizin* (Radiopharmaka*).

Radio|aktive Quellen: Quellwässer mit einem bestimmten Gehalt an Radon[*] und Salzen des Radium*, der meist zu gering ist, um wirksame Effekte im Körper hervorzurufen; es handelt sich entw. um Akratothermen od. Wässer, die noch andere Mineralsalze enthalten, z. B. Radiumsol- od. Radiumschwefelquellen. Begrifflich sind r. Q. streng von den in der Röntgendiagnostik u. Strahlentherapie benutzten Strahlquellen zu unterscheiden. **Heilanzeige:** Muskel- u. Gelenkrheumatismus, Nervenkrankheiten, Hautkrankheiten, Alterserscheinungen usw., Trink- u. Badekuren, Inhalationen.

Radio|aktive Reihe: s. Zerfallsreihe.

Radio|aktive Strahlung: die von Radionukliden* emittierte Strahlung. Die Bezeichnung ist sprachlich nicht korrekt, da die Strahlung zwar als Folge der Radioaktivität* entstanden, selbst jedoch nicht radioaktiv ist.

Radio|aktive Verseuchung: s. Kontamination.

Radio|aktivität f: Eigenschaft instabiler Nuklide (Radionuklide*), spontan unter Umwandlung des Atomkerns Korpuskularstrahlen* und Gammastrahlung* zu emittieren oder nach Einfang eines Hüllenelektrons (Elektroneneinfang*) charakteristische Röntgenstrahlung* zu emittieren (Entdeckung 1896 durch Becquerel). Wenn instabile Nuklide in der Natur vorkommen, spricht man von natürlicher Radioaktivität (s. Strahlenexposition, natürliche); die meisten und praktisch alle in der Medizin verwendeten Radionuklide (Ausnahme: Ra-226) werden jedoch künstlich hergestellt. Die Stärke eines radioaktiven Präparats wird durch die

$$\text{Aktivität } A = \frac{\text{Anzahl der Zerfälle}}{\text{Zeit}}$$

charakterisiert. SI-Einheit der Aktivität ist das Becquerel (Bq):

$$1\ Bq = 1 \cdot s^{-1}$$

Charakteristisch und unveränderlich (d. h. von außen nicht beeinflußbar) sind für jede radioaktive Substanz die Zerfallsart (Alphazerfall*, Beta*-minus-Zerfall, Beta*-plus-Zerfall, Gammazerfall*), Art und Energie der emittierten Strahlung und die Halbwertzeit* des Zerfalls (physikalische Halbwertzeit). Die Abnahme der Aktivität* einer radioaktiven Substanz wird durch das Zerfallsgesetz, eine e-Funktion, beschrieben (e = Euler-Zahl = 2,718...). Ist A(o) bzw. A(t) die Aktivität zum Anfangszeitpunkt o bzw. einem späteren Zeitpunkt t, so gilt bezüglich der Halbwertzeit T für den zeitlichen Zusammenhang:

$$A(t) = A(0) \cdot e^{-\frac{\ln 2}{T} \cdot t}$$

Radio|aktivität, natürliche f: s. Strahlenexposition, natürliche.

Radio|iso|top (gr isos gleich; topos Ort) n: instabile Atomart, die sich durch radioaktiven Zerfall umwandelt (radioaktive Zerfallsrei-

Radiojodtherapie

he*); vgl. Isotope, Isotopengemisch, Radionuklide, Periodensystem der Elemente.
Radio|jod|therapie (gr ioeides veilchenfarben; therapeia Behandlung) f: (nuklearmed.) Strahlentherapie (sog. Radioresektion) mit Jod-131; das Schilddrüsenparenchym besitzt eine selektive Affinität für Jod. Die Zufuhr von radioaktivem Jod*-131 gestattet dadurch eine intensive lokale Bestrahlung (Beta-Bestrahlung) mit Schädigung des überfunktionierenden Parenchyms. **Ind.: 1.** diffus speichernde Hyperthyreosen von Patienten über 45 Jahren; **2.** diffus speichernde euthyreotische Strumen; **3.** bei Basedow-Strumen mit gleichmäßig verteilter Jodaufnahme; **4.** bei nichtoperablen Patienten mit schweren Herz- und Kreislaufstörungen oder mit Tbc; **5.** bei Rezidivstrumen; **6.** bei allen Patienten, die eine Operation ablehnen. **Kontraind.: 1.** Schwangerschaft; **2.** juvenile Strumen.
Radio|kohlen|stoff: s. Kohlenstoff-14.
Radio|nuklide (lat nucleus Kern) n pl: radioaktive Nuklide (s. Nuklid), für deren radioaktiven Spontanzerfall zunächst 3 physikalische Kennwerte wichtig sind: Art der emittierten Strahlung (od. Strahlungen), Energie dieser Strahlung(en) u. Halbwertzeit(en) des Zerfalls. Der Herkunft nach unterscheidet man natürliche u. künstliche R. Umgangssprachlich wird (auch in der Medizin) der Begriff Radioisotop* verwendet. Medizinische Anwendungsbereiche: **1. Ther.:** Hierfür werden natürliche u. künstliche R. verwendet. Als Bestrahlungsmethode werden angewandt: a) metabolische Anreicherung eines gewebeaffinen, sog. offenen Radionuklids in geeigneter pharmakologischer Form, z. B. Jod*-131 bei Schilddrüsenerkrankungen, Phosphor-32 bei der Polyzythämie; b) interstitielle temporäre

(od. dauernde) Implantation bzw. Kontaktbehandlung mit sog. geschlossenen R.n, deren älteste u. klassische Methode die Therapie mit Radiumnadeln, z. B. beim Karzinom des weiblichen Genitales, ist, bei Zungentumor od. die Hypophysenausschaltung mit Goldseeds[*] (Gold-198); c) Teletherapieverfahren (Hochenergie[*]-Strahlentherapie) mit Kobalt*-60 u. Caesium*-137. In der gynäkologischen Strahlentherapie hat sich die Kombination Radium-Therapie mit perkutaner Kobalt-Telebestrahlung bes. bewährt. **2. Diagn.:** Sie ist durch die Bereitstellung der vielen künstlich aktiven R. in Verbindung mit der entsprechenden Radiopharmakologie möglich geworden. Der wesentliche Vorteil dieser Isotopendiagnostik (z. B. der Radionuklid-Angiographie) gegenüber der Röntgendiagnostik besteht darin, daß physiologisch-funktionelle Darstellungen sehr leicht u. nichtinvasiv möglich sind, wodurch einerseits eine Selbständigkeit dieser Disziplin erreicht wurde, andererseits ihre Bedeutung als differentialdiagnostisches Verfahren sehr an Bedeutung zugenommen hat. **3. Labordiagn.:** R. ermöglichen eine Reihe von anderweitig nur schwierig durchführbaren u. ergebnissicheren Labormeßverfahren, z. B. Bestimmung der Erythrozytenlebenszeit mit Chrom*-51 od. Eisenstoffwechselstudien mit Eisen*-59 (s. [Ferrokinetik]). Neuerdings ist die kontinuierliche Verschiebung der Schilddrüsenfunktionsmessung vom In-vivo-Verfahren zum In-vitro-Test (Radioimmuno[*]-Assay) bemerkenswert.
Radio|nuklid|gemisch n: Bei kernphysikalischen Experimenten, v. a. bei der Kernspaltung*, entstehen gewöhnlich mehrere Radionuklide*, deren Zusammensetzung im Einzelfall stark von dem Experiment abhängt. **Bei-**

Radionuklide
Die wichtigsten in der Medizin verwendeten Radionuklide

Nuklid	β-Strahlung maximale Energie (in MeV)	γ-Strahlung Hauptlinien (in MeV)	Halbwertzeit $T_{1/2}$
11C	β+-Strahler; 0,97	keine γ-Strahlung	20,4 min
13N	β+-Strahler; 1,19	keine γ-Strahlung	9,96 min
15O	β+-Strahler; 1,7	keine γ-Strahlung	2,03 min
18F	β+-Strahler; 0,635	keine γ-Strahlung	109,7 min
32P	1,7	keine γ-Strahlung	14,3 d
51Cr	K-Einfang	0,323	27,8 d
59Fe	1,6	1,1; 1,29	44,6 d
60Co	0,31	1,17; 1,33	5,26 a
67Ga	K-Einfang	0,09; 0,182; 0,3; 0,39	78 h
75Se	K-Einfang	0,27; 0,14; 0,28; 0,12; 0,40	121 d
99mTc	Isomerer Zustand	0,141; 0,14; 0,142	6 h
111In	K-Einfang	0,245; 0,171	2,83 d
112mAg	Isomerer Zustand	0,065	1,2 min
113mIn	Isomerer Zustand	0,392	1,7 h
123J	K-Einfang	0,16; 0,159	13,2 h
127Xe	K-Einfang	0,203; 0,172; 0,375	36,4 d
131J	0,61; 0,33; 0,25; 0,30	0,287; 0,364; 0,637; 0,72	8,04 d
133Xe	0,34; 0,27	0,081	5,3 d
198Au	1,0	0,412; 0,7; 1,09	2,7 d
201Tl	K-Einfang	0,167; 0,135	73,5 h
203Hg	0,21	0,279	47 d

spiele: 1. alle Nuklide, die bei der Kernspaltung im Atomreaktor* entstehen; 2. Teile davon, die z. B. mit der Abluft abgeleitet werden können; 3. der Anteil von 1., der im Abwasser enthalten sein kann.

Zur Verfolgung dieser R.e in ökologischen Systemen genügt es oft, lediglich ein einzelnes Radionuklid (sog. Leitisotop*) bzw. einige wenige Radionuklide aus dem R. zu untersuchen. Vgl. Isotopengemisch.

Radio|nuklid|generator (lat generator Erzeuger) m: Apparat zur Erzeugung von Radionukliden* insbes. für die Anwendung in der Nuklearmedizin* oder zur Herstellung von Radiopharmaka*; da hierfür kurzlebige Radionuklide verwendet werden (geringe Dosisbelastung des Patienten und des Personals), eignen sich besonders solche Zerfallsreihen, in denen ein langlebiges Mutternuklid* in kurzlebige Tochternuklide zerfällt, z. B. Molybdän-99 (HWZ 66 Std.) und das daraus entstehende Technetium-99m (HWZ 6 Std.). Das Mutternuklid Molybdän-99 wird im Technetium-R. an einem Absorber (Aluminiumoxid) als Molybdat gebunden; frei werdendes Technetium-99m wird, nachdem es sich in hinreichender Menge gebildet hat, aus der Säule eluiert.

Radio|öko|logie (gr oikos Haus; logos Lehre) f: Wissenschaftszweig, der sich mit dem Verhalten von Radionukliden* in der Umwelt befaßt; R. entwickelte sich in den 50er Jahren aus Strahlenschutzmeßprogrammen, die in der Umgebung von ursprünglich militärisch genutzten kerntechnischen Einrichtungen durchgeführt wurden, und aus den Meßprogrammen, die in Zusammenhang mit der weltweiten Kontamination* der Umwelt durch Kernwaffenversuche standen. Seit den 70er Jahren steht die Entwicklung von Modellen zur Abschätzung der Strahlenbelastung* durch die Emission von Radionukliden aus Kernkraftwerken im Vordergrund. Radioökologische Untersuchungen basieren auf einer Einteilung der Umwelt in Kompartmente (s. [Kompartiment]), zwischen denen Radionuklide ausgetauscht werden. Dieser Austausch wird durch Transferfaktoren beschrieben, die durch Messung ermittelt werden.

Radio|osteo|nekrose (gr osteon Knochen) f: syn. Osteoradionekrose; nach externer Bestrahlung in Abhängigkeit von der absorbierten Dosis der ionisierenden* Strahlung auftretende Knochennekrose infolge Schädigung der zellulären Elemente des Knochengewebes[*] sowie der Bindegewebszellen der den Knochen versorgenden Blutgefäße; röntgenologische Veränderungen (Demineralisation, Strukturauflockerungen) sind oft erst nach Monaten bis Jahren erkennbar. Das pathologisch veränderte Knochengewebe ist funktionell minderwertig und statisch weniger belastbar (Spontanfrakturen!). Vork.: bekannt u. a. im Beckenbereich nach gynäkologischen Bestrahlungen bei weiblichem Genitalkarzinom, evtl. mit konsekutiver Schenkelhalsfraktur (relativ gute Heilungstendenz); vgl. Strahlenschäden.

Radio|pharmaka (gr pharmakon Heilmittel) n pl: Arzneimittel[*], die Radionuklide*

enthalten und deren Strahlungsaktivität diagnostisch oder therapeutisch genutzt wird; hierbei finden v. a. Radionuklide mit kurzer Halbwertzeit* Verwendung, die entweder v. a. Gammastrahlung* (Anwendung als Diagnostika wegen der guten extrakorporalen Meßbarkeit der Strahlung) oder v. a. Betastrahlung* emittieren (Anwendung als Therapeutika wegen ihrer lokal begrenzten Strahlungswirkung; vgl. Gewebe-Eindringtiefe). Die in R. verwendeten Radionuklide werden im Atomreaktor*, im Zyklotron* od. mittels eines Radionuklidgenerators* hergestellt u. als Gase, Salze od. gebunden an höhermolekulare natürliche od. synthetische Substanzen appliziert.

Radio|toxizität (gr toxon Pfeilgift) f: Grad der Gefährdung für Menschen durch die von inkorporierten Radionukliden* ausgehende ionisierende* Strahlung i. S. von somatischen Strahlenspätschäden; nicht zu verwechseln mit der chemischen Toxizität* des betreffen-

---

Radiotoxizität
Gefahrenklassen für Radionuklide nach der Strahlenschutzverordnung

Klasse	Freigrenze in MBq	(µCi)	Beispiele
I	3,7	(100)	Tritium (^{3}H), ^{11}C, ^{37}Ar, ^{85m}Sr, ^{99m}Tc
II	0,37	(10)	^{14}C, ^{24}Na, ^{99}Tc, ^{132}J
III	0,037	(1)	^{22}Na, ^{60}Co, ^{89}Sr, ^{131}J, ^{134}Cs, ^{137}Cs
IV	0,0037	(0,1)	^{90}Sr, ^{210}Pb, ^{226}Ra, ^{233}U, ^{239}Pu

---

den Elements od. Moleküls. Radionuklide werden in der Strahlenschutzverordnung* ihrer R. nach in **4 Gefahrenklassen** unterteilt (s. Tab.). Die Freigrenze nach der Strahlenschutzverordnung für die niedrigste R. (Klasse I) liegt bei 3,7 MBq (100 µCi), die der höchsten (keine Anwendung in der Nuklearmedizin) bei 0,0037 MBq (0,1 µCi); vgl. Gifte, Strahlenrisiko, Strahlenschäden.

Radium n: chemisches Symbol Ra, Ordnungszahl 88, relative Atommasse 266,025, 2wertiges Erdalkalimetall, durch Kernspaltung* aus Uran* entstehend, spezifisches Gewicht 6 g/cm³, an der Luft nicht beständig, natürliches Hauptvorkommen in der Pechblende; biologische Halbwertzeit* bezogen auf Knochen 1,6 · 10⁴, auf verschiedene andere kritische Organe 10 und auf den ganzen Körper durchschnittlich 800 Tage. Die radioaktive Zerfallsreihe* des R. führt über viele Zwischenstufen zu nicht-aktivem Blei. Die physikalische Halbwertzeit beträgt 1580 Jahre; vgl. Emanation, Knochenaffine Elemente.

Raum|dosis f: s. Integraldosis.

RBE: Abk. (engl) relative biological effectiveness; s. Relative biologische Wirksamkeit.

RBW: Abk. für relative* biologische Wirksamkeit.

rd: Abk. für Rad*.

Reaktortypen

Re|aktor|typen m pl: die verschiedenen Typen eines Atomreaktors* unterscheiden sich nach Art und Anordnung ihrer wesentlichen Elemente (Brennmaterialien*, Moderator*, Kühlmittel): **1. Leichtwassermoderierte und -gekühlte Reaktoren:** Diese R. werden als Druck- und als Siedewasserreaktoren gebaut; leichtes Wasser (H$_2$O) ist gleichzeitig als Kühlmittel und Moderator verwendbar, wenn der Brennstoff leicht angereichert ist, d.h. der Anteil des U-235 bis maximal 5% beträgt (homogener Aufbau). a) Bei **Druckwasserreaktoren** steht das Wasser unter so hohem Druck (ca. 160 bar), daß es auch bei einer maximalen Betriebstemperatur von ca. 320°C nicht siedet. Das Kühlmittel erwärmt sich im Reaktorkern um ca. 30 K und überträgt die abgeführte Wärmeenergie im Dampferzeuger auf einen Sekundärkreislauf. Unterschiedliche Konstruktionen beim Reaktordruckbehälter (druckfester Stahlbehälter für den Reaktorkern mit dem Kühlwasser) und im Aufbau der Kreisläufe ergeben die verschiedenen Bauarten dieses Reaktortyps (Bauart Westinghouse, Babcock und Wilcox, KWU, WWR der UdSSR). b) Bei **Siedewasserreaktoren** wird ein Sieden des Kühlmittels im Reaktorkern zugelassen; der gesättigte Dampf kann direkt (ohne Zusatzkreislauf) zur Turbine geleitet werden. Unterschiedliche Baureihen (General Electric, AEG) unterscheiden sich speziell in der Anordnung der Umwälzpumpen im Wasserkreislauf. Als Siedewasserreaktoren gelten auch die in der UdSSR gebauten **graphitmoderierten Druckröhrenreaktoren** (RBMK-Typ); hier sind die Brennelemente in Form innengekühlter Brennstoffhohlzylinder in einem Moderatorblock aus Graphit untergebracht. Bei älteren R. dieser Baureihe wurde überhitzter Wasserdampf erzeugt. **2. Schwerwasserreaktoren:** Im Unterschied zu den Leichtwasserreaktoren werden bei diesen R. Moderator und Kühlmittel getrennt (heterogener Aufbau). Man unterscheidet zwei Typen: a) beim **Druckkesseltyp** befinden sich Kühlmittel und Moderator auf gleichem, hohem Systemdruck innerhalb eines Druckbehälters. Als Kühlmittel werden schweres und leichtes Wasser verwendet (England: SHHWR, Abk. für Steam Heating Heavy Water Reactor; Argentinien: schwerwassergekühlte Druckkesselreaktor der KWU). Eine Kühlung mit Kohlendioxid (CO$_2$) hat sich nicht durchgesetzt (stillgelegter Reaktor Niederaichbach); b) beim **Druckröhrentyp** ist der Moderator drucklos, während das Kühlmittel in den Kühlkanälen unter Druck steht; schwerwassergekühlte Druckröhrenreaktoren werden ausschließlich in Kanada gebaut (CANDU-Typ). **3. Gasgekühlte Reaktoren:** Diese R. verwenden Kohlendioxid (CO$_2$) oder Helium (He) als Kühlmittel; als Moderator wird i. a. Graphit verwendet, wobei drei Typen unterschieden werden: a) die speziell in England vorherrschenden **Magnox-Reaktoren** zeichnen sich durch einen sehr großen Reaktorkern aus, der aus einer Vielzahl prismatischer Graphitblöcke zusammen-

gesetzt ist; in jedem Block befindet sich ein Kühlkanal mit Brennelement. Seit einigen Jahren werden keine weiteren Kernkraftwerke mehr mit Magnox-Reaktoren gebaut; b) der **AGR** (Abk. für Advanced Gascooled Reactor) ist ebenfalls in England entwickelt worden. Durch Verwendung anderer Werkstoffe und durch eine kompaktere Bauweise wurde eine Verbesserung des thermischen Wirkungsgrades gegenüber den Magnox-Typen erreicht; c) der **Hochtemperaturreaktor** unterscheidet sich von den anderen gasgekühlten R. durch die Brennstoffzusammensetzung (u. a. Th-232 als Brutmaterial) und durch den Aufbau der Brennelemente; als gasförmiges Kühlmittel wird meist Helium verwendet. Als Baureihen dieses Typs existieren ein amerikanisches Prototyp-Kraftwerk mit prismatischen Elementen und der deutsche Hochtemperatur-Kugelhaufenreaktor (THTR), bei dem der Reaktorkern aus einer Schüttung kugelförmiger Brennelemente besteht. **4. Schneller Brüter:** Im sog. Schnellen Reaktor (Nutzung von Neutronen hoher Energie ohne Moderation) verwendet man höher angereichertes Uran. In diesen Anordnungen läßt sich neben der Nutzung der Spaltenergie mehr neuer Spaltstoff produzieren („erbrüten") als bei der Spaltung verbraucht wird. Durch Neutroneneinfang entsteht dabei aus U-238 das Pu-239, das wie U-235 ebenfalls mit thermischen Neutronen spaltbar ist. Schnelle Brutreaktoren benötigen flüssiges Natrium als nicht-moderierendes Kühlmittel mit sehr guten Wärmetransporteigenschaften. Schnelle Brutreaktoren mit niedriger Leistung wurden schon in den 50er Jahren in den USA in Betrieb genommen (z. B. EBR I, EBR II, Fermi, SEFOR, FFTF). Auch in der UdSSR entwickelte man frühzeitig Brutreaktoren, von denen der BN-350 (350 MW$_e$) und der BN-600 (600 MW$_e$) seit mehreren Jahren in Betrieb sind. In Frankreich wurde diese Reaktorlinie mit dem Rapsodie-Reaktor (1967 mit 20 MW und später 40 MW), dem Phénix mit 250 MW$_e$ im Jahr 1974 und dem Super-Phénix mit 1200 MW$_e$ (1986) am weitesten vorangetrieben. Auch in England und Japan sind Anlagen in Betrieb. Der in der Bundesrepublik Deutschland geplante Schnelle Reaktor SNR-300 unterscheidet sich von den französischen Typen durch das Primärkühlsystem.

Weltweit sind Ende 1985 insgesamt 355 Reaktoren in Betrieb und 163 in Bau. Von diesen sind ca. 57% Druckwasserreaktoren, ca. 19% Siedewasserreaktoren, ca. 8% Schwerwasserreaktoren vom CANDU-Typ und ca. 6% gasgekühlte Reaktoren.

Reichweite: Geladene Korpuskeln* werden beim Durchgang durch Materie kontinuierlich abgebremst, verlieren also laufend Energie und können daher nur eine begrenzte Strecke in dem betreffenden Material zurücklegen. Diese R. hängt von der Art der Korpuskeln (Masse, Ladung) und ihrer Energie ab. Die R. für Alphateilchen* und Betateilchen* von 1 MeV in Wasser (annäherungsweise auch in Weichteilgewebe) und Luft kann aus der Tab. entnommen werden. Die R. der

Betateilchen ist also in dem betrachteten Energiebereich etwa 1000mal größer als die der Alphateilchen.

Reichweite
Reichweite bei einer angenommenen Energie von 1 MeV

Korpuskel	Medium	
	Wasser	Luft
Alphateilchen	ca. 5 µm	ca. 3,9 mm
Betateilchen	ca. 5 mm	ca. 390 cm

Reichweite/En|ergie-Beziehungen: Die Reichweite* geladener Korpuskeln* in Materie hängt von der Anfangsenergie der Teilchen ab. Je energiereicher die Korpuskeln sind, desto größer ist die Wegstrecke, die sie zurücklegen können. Die Reichweite von Elektronen einheitlicher Energie in Wasser oder Weichteilgewebe entspricht annähernd der halben MeV-Zahl in cm (d. h. Elektronen mit 10 MeV Energie aus einem Linearbeschleuniger besitzen eine Reichweite von ca. 5 cm). Für Alphateilchen* entspricht der Zusammenhang zwischen Energie und Reichweite nicht einer

Reichweite/Energie-Beziehungen
Reichweite von Elektronen (Betastrahlung) und Alphastrahlung in Wasser

Energie	Reichweite für	
	Elektronen (in mm)	Alphateilchen (in µm)
0,1	0,2	–
0,2	0,5	–
0,5	2	–
1,0	5	5
2,0	10	10
5,0	25	35
10,0	50	100

ähnlich einfachen Proportion; als Anhaltspunkt können aber folgende Zahlenwerte für die Reichweite in Wasser gelten: Alphateilchen von 1 MeV: 5 µm, Alphateilchen von 10 MeV: 100 µm.

Re|lative Atom|masse (lat referre, relatum beziehen; gr atomos unteilbar): s. Atom.

Re|lative bio|logische Wirksamkeit: Abk. RBW, RBE (engl relative biological effectiveness); Quotient aus den Energiedosen D_0 einer Vergleichsstrahlung und der Energiedosis* D der zu charakterisierenden ionisierenden* Strahlung, die unter sonst gleichen Versuchsbedingungen zu den gleichen biologischen Wirkungen führen (RBW = D_0/D). Als Vergleichsstrahlung dient meist Kobalt*-60-Gammastrahlung*, gelegentlich auch eine 200 kV-Röntgenstrahlung*. Direkt ionisierende* Strahlung (Alphastrahlung, Neutronenstrahlung) besitzt eine höhere RBW als locker ionisierende Strahlung (Photonenstrahlung, Betastrahlung*).

Für Zwecke des Strahlenschutzes* wird mit Hilfe der RBW ein dimensionsloser **Bewertungsfaktor** (q) für unterschiedliche Strahlenarten (s. Strahlenqualität) festgelegt, der in die Formel für die Berechnung der Äquivalentdosis* eingeht; s. Dosis (radiol.).

Rem: Abk. für (engl) roentgen equivalent man; bis Ende 1985 zugelassene Einheit der Äquivalentdosis*. Die gültige SI-Einheit ist Joule[*] pro Kilogramm (J/kg); es besteht folgende Beziehung: 1 rem = 10^{-2} J/kg. Vgl. Dosis (Tab.).

Re|paratur|sy|steme (lat reparare ausbessern; gr systema Vereinigung) n pl: zelluläre, enzymatisch gesteuerte Reparaturmechanismen zur Behebung von Schäden an Molekülen der DNA[*] infolge Einwirkung von (nicht-ionisierender) Ultraviolettstrahlung* und ionisierender* Strahlung auf Zellen. 1. Reparatur von UV*-Schäden: a) die lichtabhängige enzymatische Zerlegung von UV-induzierten Pyrimidin-Dimeren in Monomere (Photoreparatur); b) die sog. Ausschnittsreparatur durch Zerschneiden der Nukleotidkette (En-

Komplizierter Strangbruch, mit Zerstörung von Molekülteilen

Entfernung der zerstörten Bruchenden an einer Seite durch eine Exonuklease

Auffüllung der Lücke mit DNA-Polymerase und Entfernung zerstörter Molekülteile an dem anderen Bruchende

Schluß der Nukleotidkette mit Ligase

Strahlenschaden an der Nukleotidbase

Einschnitt der DNS-Kette am Ort des Basenschadens durch eine spezifische Endonuklease

Reparatursynthese mit DNA-Polymerase und Entfernung der geschädigten Base

Schluß der Nukleotidkette mit Ligase

Reparatursysteme:
Schema der Exzisionsreparatur von DNA-Einzelstrangbrüchen (oben) und von Basenschäden (unten).

donukleasen), Abbau der Pyrimidin-Dimere enthaltenden Nukleotide (Exonukleasen), Neusynthese des fehlenden Stücks (DNA-Polymerase) und Schluß der Stranglücke (Ligasen). 2. Reparatur von DNA-Schäden durch ionisierende Strahlung: einzelne Basenschäden und Einzelstrangbrüche der DNA können analog der Ausschnittsreparatur behoben werden; Basenschäden korrespondierender Basen (Doppelbasenschäden) und DNA-Strangbrüche benachbarter Strangabschnitte (Doppelstrangbrüche) stellen beim Menschen irreparable Schäden der DNA dar.

Re|pro|duktions|toxiko|logie (lat reproductio Wiedererstellung; gr toxon Pfeilgift) f: Bereich der Toxikologie, in dem der Einfluß chemischer und physikalischer Noxen auf die Reproduktion (männliche und weibliche Fertilität, pränatale Entwicklung, postnatale Entwicklung der Reproduktionsorgane) erforscht wird; s. a. Pränataltoxikologie, [Toxikologie].

Rhodium (gr rhodios rosenfarben) n: chemisches Symbol Rh, Ordnungszahl 45, relative Atommasse 102,91; biologische Halbwertzeit* auf den ganzen Körper bezogen durchschnittlich 10 Tage.

Rhodium-106 n: ^{106}Rh; aus dem Mutternuklid* Ruthenium*-106 entstandenes, instabiles, unter Bildung des Tochternuklids* Palladium-106 und Emission von Betastrahlung* und Gammastrahlung* zerfallendes Isotop des Rhodium*; physikalische Halbwertzeit* 30 Sekunden.

Risiko|abschätzung, mathematische Modelle: zur Risikoabschätzung von toxischen Wirkungen, bei denen stochastische Prozesse* als Ursache angenommen werden könnten (z. B. Mutagenität* oder Karzinogenität) werden häufig mathematische Modelle zur Extrapolation von Dosis/Wirkungskurven in den nicht mehr meßbaren Bereich sehr kleiner Inzidenzen benutzt. Nach theoretischen Überlegungen wäre es möglich, daß bei stochastischen Prozessen noch sehr kleine Dosen Effekte auslösen könnten (natürlich mit einer entsprechend sehr geringen Wahrscheinlichkeit). Eine solche Theorie kann experimentell weder widerlegt noch wahrscheinlich gemacht werden; entsprechende Wirkungen oder Häufigkeiten müssen definitionsgemäß unter der Nachweisbarkeitsgrenze liegen, und entsprechende Effekte treten spontan mit einer sehr viel größeren Inzidenz[*] auf. Damit ist das hypothetische Vorhandensein solcher Wirkungen, die in einer Population nicht nachweisbar sind und denen beim Individuum kein Kausalzusammenhang mit einer Exposition[*] beweisbar ist, von geringer praktischer (biologischer und medizinischer) Relevanz. Es bleibt, die Möglichkeit einer Summation vieler unterschwelliger Noxen zu postulieren, für die es bis heute ebenfalls keinen überzeugenden Hinweis gibt. Bei der Benutzung mathematischer Modelle werden experimentelle Daten (oder falls vorhanden, quantitative Daten aus Beobachtungen beim Menschen) transformiert (z. B. probit, logit, multihit, weibull) und Dosis*/Wirkungsbeziehungen im Bereich sehr kleiner Inzidenzen

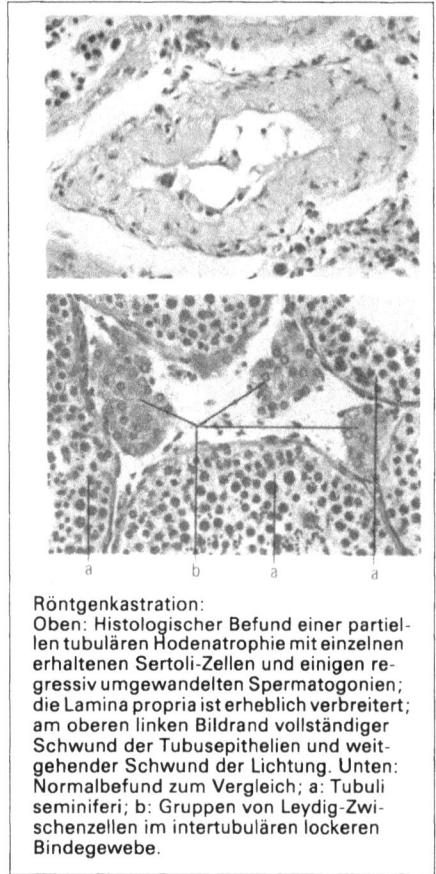

Röntgenkastration:
Oben: Histologischer Befund einer partiellen tubulären Hodenatrophie mit einzelnen erhaltenen Sertoli-Zellen und einigen regressiv umgewandelten Spermatogonien; die Lamina propria ist erheblich verbreitert; am oberen linken Bildrand vollständiger Schwund der Tubusepithelien und weitgehender Schwund der Lichtung. Unten: Normalbefund zum Vergleich; a: Tubuli seminiferi; b: Gruppen von Leydig-Zwischenzellen im intertubulären lockeren Bindegewebe.

abgeschätzt. Bei steilen Dosis/Wirkungskurven ist das NOEL/Sicherheitsfaktor-Verfahren (Sicherheitsfaktoren von 10 bis 100) konservativer als die Anwendung mathematischer Modelle. S. a. Gifte, No observed effect level, Risikoabschätzung, toxikologische.

Risiko|abschätzung, toxiko|logische: Abschätzung der zu erwartenden Häufigkeit einer gesundheitlichen Schädigung im Verhältnis zur Exposition[*], d. h. einwirkenden Dosis* eines Agens (Dosis*/Wirkungsbeziehungen) auf der Grundlage von tierexperimentellen Daten oder von Beobachtungen beim Menschen. Reduzierung der Dosis bedeutet auch immer Verminderung des Risikos (bzw. der Inzidenz[*] einer bestimmten Schädigung). Problematisch ist heute noch die (weitgehend theoretische) Extrapolation zu extrem kleinen Inzidenzen, die in der betreffenden Population nicht nachweisbar sind, weil sie weit unter der Spontanrate* des betreffenden pathologischen Zustands liegen; s. a. No observed effect level, Risikoabschätzung, mathematische Modelle.

Röntgen (Wilhelm C. R., Physiker, Würzburg, München, 1845-1923): Abk. R; bis Ende

1985 zugelassene Einheit der Ionendosis*. Gültige SI-Einheit ist Coulomb[*] pro Kilogramm (C/kg); es besteht folgende Beziehung: 1 R = 2,58 · 10^4 C/kg; s. Dosis; s. a. [Einheiten].

Röntgen|bremsstrahlung: s. Röntgenstrahlung.

Röntgen|karzinom (gr karkinos Krebs) n: s. Strahlenkrebs.

Röntgen|kastration f: (radiol.) Kastrationsbestrahlung; Ausschaltung der Funktion der Gonaden[*] durch Bestrahlung mit Röntgenstrahlung*; heute **obsolet!** Zustand nach R. (histologischer Befund): s. Abb.; vgl. [Menolyse].

Röntgen|kater: s. Hangover, Strahlenkater, Strahlensyndrom, Strahlenschäden.

Röntgen|krebs: s. Strahlenkrebs.

Röntgeno|derm (gr derma Haut) n: (dermatologisch) irreversible Spätschädigung der Haut nach Einwirkung ionisierender* Strahlung (kritische Dosis 6 - 8 Gy bzw. 600 - 800 rd), früher meist nach med. Anwendung von Röntgenstrahlung* beobachtet; die Haut ist außerordentlich vulnerabel, weist ein extrem gefäßarmes, derbes Bindegewebe, Hyperpigmentierungen, Hyperkeratosen, eine irreversible Epilation und häufig Teleangiektasien[*] auf. Nach kleinsten Traumen kann es inf. der mangelhaften regenerativen Kapazität der geschädigten Haut akut zum Auftreten eines Strahlenulkus* mit sehr schlechter Heilungstendenz kommen (therapeutisch Exzision und plastische Deckung). Auf dem Boden der Bindegewebsveränderungen können sich nach Jahren bösartige Tumoren entwickeln; vgl. Strahlenkrebs.

Röntgen|strahlung: von Wilhelm Conrad Röntgen 1895 entdeckter hochenergetischer Bereich des Spektrums[*] elektromagnetischer* Wellen (andere Bezeichnung X-Strahlen). Die Quantenenergie medizinisch angewandter R. beginnt bei einigen keV (Grenzstrahlen*) und reicht bei den Teilchenbeschleunigern* für die Strahlentherapie[*] bis ca. 40 MeV (ultraharte R.).

Entstehungsprozesse: 1. **Röntgenbremsstrahlung** entsteht durch Abbremsung energiereicher Elektronen im Coulombfeld von Atomkernen. In der Röntgenröhre findet dieser Prozeß z. B. in den Wolframatomen des Anodenmaterials statt (s. Abb.). Die hierbei entstehende R. ist ein kontinuierliches Spektrum, das durch Filterung (bevorzugte Absorption weicher Anteile) weiter verändert werden kann. 2. **Charakteristische R.** wird emittiert, wenn ein Elektron im inneren Teil der Elektronenhülle eines Atoms* mit mittlerer bis hoher Ordnungszahl auf einen freien Platz einer tieferen Schale springt. Dieser Platz muß vorher durch einen geeigneten Vorgang (Photoeffekt*, Elektroneneinfang*, Elektronenstoß) freigemacht worden sein. Die charakteristische R. besitzt ein Linienspektrum; ihre Quantenenergie ist typisch (charakteristisch) für das betreffende Material.

Für die medizinisch-radiologische Anwendung besitzt die Röntgenbremsstrahlung die wesentlich größere Bedeutung.

Eigenschaften: R. ist eine durchdringende, indirekt ionisierende* Strahlung (ionisierende Photonenstrahlung). Über Wechselwirkungsprozesse* wird ein Teil der R. gestreut, ein anderer absorbiert und der Rest von dem Material durchgelassen; dieser durchgelassene Rest wird (da abhängig von den unterschiedlichen durchstrahlten Körper) für die röntgendiagnostischen bildgebenden[*] Verfahren ausgenützt. Der absorbierte Anteil bedingt in der Diagnostik die Strahlenbelastung* der Patienten; in der Strahlentherapie ist mit ihm der therapeutische Effekt verbunden. Der gestreute Anteil verschlechtert die Bildqualität bei den röntgendiagnostischen Verfahren und belastet das medizinische Personal bei deren Anwendung; aus beiden Gründen ist man bestrebt, ihn mit geeigneten Methoden zu reduzieren; vgl. Röntgenverordnung, Strahlenschutzverordnung.

Röntgen|strahlung, charakteristische: s. Röntgenstrahlung.

Röntgen|verordnung: Abk. RöV; Verordnung über den Schutz vor Schäden durch Röntgenstrahlen vom 1. 3. 1973 (BGBl. I 1973 S. 173); regelt u. a. die Betriebsvoraussetzungen und -vorschriften für Röntgenanlagen, die Anwendung von Röntgenstrahlen am Menschen sowie die Schutzvorschriften für beruflich exponierte Personen. Eine geplante Novellierung der R. hat das Ziel, Unstimmigkeiten mit der Strahlenschutzverordnung* zu beseitigen (z. B. hinsichtlich der Schutzbereiche; s. Strahlenschutzzonen) und Regelungen für die Qualitätssicherung von Röntgenanlagen zu schaffen.

RöV: Abk. für Röntgenverordnung*.

Rubidium (lat ruber rot) n: chemisches Symbol Rb, Ordnungszahl 37, relative Atommasse 85,47; biologische Halbwertzeit* bezogen auf Muskelgewebe 80, auf verschiedene andere kritische Organe 40-80 und auf den ganzen Körper durchschnittlich 45 Tage.

Rubidium-88 n: ^{88}Rb; aus dem Mutternuklid* Krypton*-88 entstandenes, instabiles, unter Bildung von Strontium-88 und Emission von Betastrahlung* und Gammastrahlung* zerfallendes Isotop des Rubidium*; physikalische Halbwertzeit* 17,8 Minuten.

Ruthenium n: chemisches Symbol Ru, Ordnungszahl 44, relative Atommasse 101,07, metallisches Element der Platingruppe (s. Periodensystem der Elemente); biologische Halbwertzeit* bezogen auf Knochengewebe 16, auf verschiedene andere kritische Organe 3 und auf den ganzen Körper durchschnittlich 7,3 Tage.

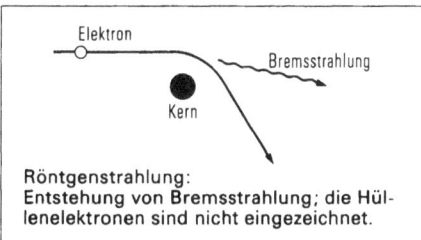

Röntgenstrahlung:
Entstehung von Bremsstrahlung; die Hüllenelektronen sind nicht eingezeichnet.

Ruthenium-103 n: ^{103}Ru; aus dem Mutternuklid* Technetium-103 entstandenes, instabiles, unter Bildung des Tochternuklids* Rhenium-103 und Emission von Betastrahlung* und Gammastrahlung zerfallendes Isotop des Ruthenium*; physikalische Halbwertzeit* 39,5 Tage. Ru-103 gehört zu den bei der Kernspaltung* freigesetzten flüchtigen oder bedingt flüchtigen Radionukliden*.

Ruthenium-106 n: ^{106}Ru; instabiles, unter Bildung des instabilen Tochternuklids* Rhenium-106 und Emission von Betastrahlung* zerfallendes Isotop des Ruthenium*; physikalische Halbwertzeit* 1 Jahr. Ru-106 gehört zu den bei der Kernspaltung* freigesetzten flüchtigen oder bedingt flüchtigen Radionukliden*.

S

Schneller Brüter: s. Reaktortypen.

Schutz|kleidung: s. Strahlenschutz.

Schwächungs|ko|ef|fizient, totaler für Gamma|strahlung m: Die einzelnen Quanten* der Gammastrahlung* oder Röntgenstrahlung* können beim Durchgang durch Materie Wechselwirkungsprozesse* erleiden und dadurch aus dem ursprünglichen Strahl entfernt werden; diese Abnahme der Anzahl der Quanten im Strahlenbündel (Abnahme der „Intensität") wird durch den Schwächungskoeffizienten μ beschrieben. Ist N(o) die Anzahl der Quanten vor dem Absorber und N(s) die Anzahl der Quanten nach Durchstrahlen der Schichtdicke s, so gilt der Zusammenhang

$$N(s) = N(o) \cdot e^{-\mu \cdot s}$$

Der totale Schwächungskoeffizient μ setzt sich aus den Einzelbeträgen der verschiedenen Wechselwirkungsprozesse zusammen und hängt in komplizierter Weise von der Photonenenergie und der Ordnungszahl des Absorbermaterials ab. Der Massenschwächungskoeffizient μ/ρ ist im Gegensatz zum totalen Schwächungskoeffizienten für Gammastrahlung von der Dichte und dem Aggregatzustand des Absorbermaterials **nicht** abhängig. Werte für μ/ρ findet man häufig tabelliert.

Schwellen|dosis f: für praktische Zwecke angenommene oder empirisch festgestellte Dosis oder Dosisbereiche, unterhalb der eine definierte pharmakologische oder toxische Wirkung beim einzelnen Individuum oder in einer Population nicht mehr nachweisbar ist. In bezug auf die schädigende Wirkung von ionisierender* Strahlung wird definitionsgemäß die Existenz einer Sch. ausschließlich für sog. **nicht-stochastische** Strahlenwirkungen (akutes Strahlensyndrom* und chronische Strahlenschäden*) angenommen. Die Frage der Existenz einer Sch. für sog. **stochastische*** Strahlenwirkungen (Mutagenese und Karzinogenese) wird demgegenüber kontrovers diskutiert; während einerseits die Annahme eines stochastischen Prozesses die Annahme einer Sch. nicht gestattet, spricht andererseits die Fähigkeit der körpereigenen Reparatursysteme*, schädliche Strahlenwirkungen bis zu einem gewissen Grad zu kompensieren, gegen die Annahme, strahleninduzierte Mutagenese und Karzinogenese seien als rein stochastische Prozesse aufzufassen. Die internationalen Strahlenschutzrichtlinien und die Strahlenschutzverordnung* folgen aus Gründen der Risikobegrenzung der Auffassung, Mutagenese und Karzinogenese durch ionisierende Strahlung seien als stochastische Prozesse zu betrachten, und eine Sch. könne daher nicht postuliert werden; s. ICRP-Empfehlungen. Vgl. Dosis/Wirkungsbeziehungen, Karzinogenese, strahleninduzierte, Prozesse, stochastische, Prozesse, nicht-stochastische Strahlenschäden, genetische.

Schwerer Wasser|stoff: Deuterium*.

Schweres Wasser: s. Deuterium.

Schwerwasser|re|aktor m: s. Reaktortypen.

Sekundär|elektronen (lat secundus Zweiter; gr elektron Bernstein) n pl: alle Elektronen, die bei der Wechselwirkung von direkt und indirekt ionisierender* Strahlung (also Korpuskularstrahlen* u. Photonenstrahlung) aus der Materie durch Ionisierung* ausgelöst werden. Genügend energiereiche S. können weitere Elektronen* auslösen, die aber auch als S. bezeichnet werden.

Sievert (Rolf S., Stockholm, 1866-1966) n: Kurzzeichen Sv; seit 1985 verbindlich eingeführter Einheitenname für die Äquivalentdosis*, SI-Einheit Joule/kg; ersetzt die frühere Einheit Rem*. Es besteht folgende Beziehung: 1 Sv = 100 rem.

Silber n: chemisches Symbol Ag (Argentum), Ordnungszahl 47, relative Atommasse 107,87; weißglänzendes, 1-, seltener 2wertiges Edelmetall (Schwermetall), spezifisches Gewicht 10,50 g/cm³; biologische Halbwertzeit* bezogen auf Knochen 30, auf verschiedene kritische Organe 10 - 15 und auf den ganzen Körper durchschnittlich ca. 5 Tage.

Silber-110m n: ¹¹⁰ᵐAg; instabiles, unter Bildung des instabilen Tochternuklids* Silber-110 und Emission von Betastrahlung*, Alphastrahlung* und K*-Strahlung zerfallendes Isotop des Silber*; physikalische Halbwertzeit* 253 Tage; **Verwendung:** in der (kernphysik.) Forschung; Ag-110m gehört zu den bei der Kernspaltung* freigesetzten flüchtigen oder bedingt flüchtigen Radionukliden*.

Spalt|pro|dukte (lat producere, productum hervorbringen) n pl: Radionuklide*, die bei der Kernspaltung* von Atomen mit sehr hoher Ordnungszahl (z. B. $^{235}_{92}$ U) entstehen; es handelt sich dabei um eine Fülle verschiedener radioaktiver Sp. mit sehr unterschiedlichen Halbwertzeiten. Biologisch wichtige Sp. sind z. B. J-131 (HWZ 8 Tage), Cs-137 (HWZ 30 Tage), Sr-90 (HWZ 28 Tage).

Spalt|pro|dukte, Massen|verteilung der: 1. Bei einer Kernspaltung* entstehen i. d. R. zwei Spaltprodukte*, von denen eines die Massenzahl zwischen 95 und 100 und das andere eine solche zwischen etwa 135 und 140 besitzt. **2.** Wesentlich seltener entstehen zwei Spaltprodukte mit einer Massenzahl von etwa 118 (symmetrische Massenverteilung). Bei der Spaltung von z. B. Uran-235 bilden u. a. 6,6% der Spaltungen primär Yttrium-96 und Jod-139, während nur 0,1% der Spaltungen symmetrische Massenverteilung aufweisen. **3.** Äußerst selten ist die Spaltung in drei Bruchstücke (ternäre Spaltung); ihre Auftretenswahrscheinlichkeit beträgt ca. 1 : 200 000.

Sperr|bereich: s. Strahlenschutzbereiche.

Spontan|rate: Grundhäufigkeit des Auftretens eines bestimmten pathologischen Zustands (Inzidenz[*] von Tumoren, kongenitalen Fehlbildungen usw.) in einer Population. Ein erheblicher Teil dieser spontan auftretenden Fälle mag auf endogenen Ursachen beruhen (spontane Fehler im Organismus, die nicht repariert worden sind). Jeder exogen ausgelöste Effekt kann nur als zusätzlicher Effekt zu dieser Sp. beurteilt werden; dies setzt voraus, daß die Sp. in der betreffenden Population möglichst genau bekannt ist. Ist der postulierte zusätzliche, exogen bedingte Effekt klein, so fällt er in die Streubreite der Sp. und ist nicht zu verifizieren; ein Kausalzusammenhang mit einer möglichen Exposition[*] ist dann nicht herzustellen. Vgl. Reparatursysteme, Risikoabschätzung, toxikologische, Schwellendosis.

Steuer|element (lat elementum Grundstoff) n: s. Atomreaktor.

stochastisch: zufallsabhängig, den Gesetzen der Wahrscheinlichkeit folgend; s. Prozesse, stochastische.

Strahlen: s. Strahlung.

Strahlen|belastung: Strahlenexposition; die Dosis* an ionisierender* Strahlung (oft verallgemeinert i. S. einer möglichen St. bzw. einer lokal vorhandenen Dosisleistung*), die ein Mensch durch die verschiedenen natürlichen und zivilisationsbedingten (künstlichen) Strahlungsquellen erhält. Die St. setzt sich zusammen aus: **1.** der natürlichen St. aufgrund der natürlichen Strahlenexposition*; **2.** St. aus zivilisatorischen und technischen Strahlenquellen (berufliche Strahlenexposition*, Kernkraftwerke, Atomwaffenversuche, Reaktorunfälle, atomphysikalische Großforschungsanlagen) durch Kontamination* von Umwelt (Boden, Wasser, Luft) u. Lebensmitteln mit radioaktiven Isotopen*; **3.** der St. infolge medizinisch-radiologischer Strahlenanwendungen (Röntgendiagnostik, nuklearmedizinische Verfahren unter Anwendung von Radionukliden*, Strahlentherapie* mit Röntgen-, Gamma-, Korpuskularstrahlen); letztere ist anhand von Dosisberechnungen und Erfahrungswerten relativ gut abschätzbar und macht in den zivilisierten Ländern statistisch gesehen einen Anteil von 50 mrem der St. eines Individuums aus. Sie liegt etwa in der gleichen Größenordnung wie die natürliche St. Der Strahlenschutz* ist in der Bundesrepublik Deutschland u. a. durch Festlegen von Dosisgrenzwerten* gesetzlich geregelt (Strahlenschutzverordnung*, Röntgenverordnung*, Euratom*-Grundnormen, Atomgesetz*). Da bisher keine fundierten Ergebnisse über Strahlenschäden* durch Kleinst- und Mikrodosen (im Backgroundbereich) vorliegen, soll die St. so niedrig wie möglich sein (s. ERCP-Empfehlungen); vgl. Strahlenwirkung, Strahlenrisiko.

Strahlen|dermatitis (gr derma Haut) f: Radiodermatitis acuta; nach Einwirkung ioni-

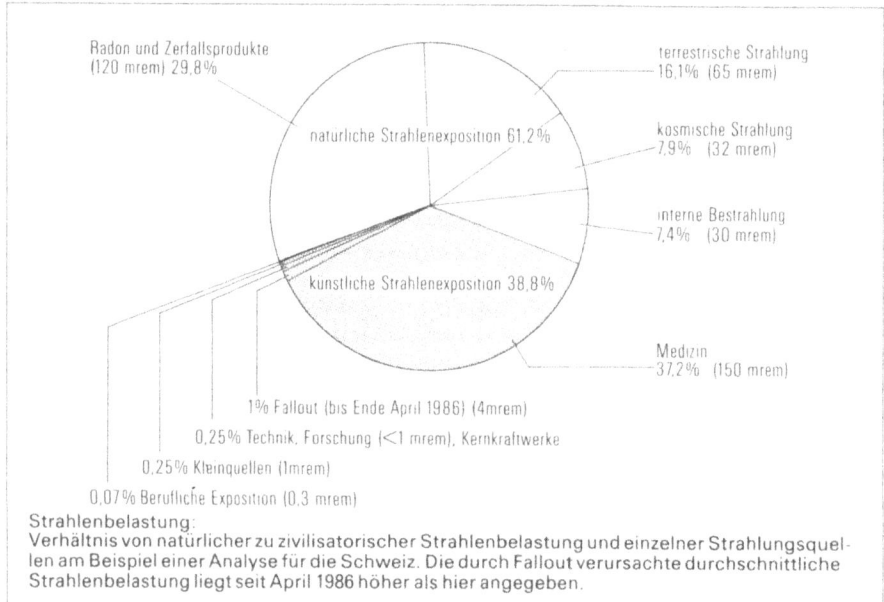

Radon und Zerfallsprodukte (120 mrem) 29,8%

terrestrische Strahlung 16,1% (65 mrem)

natürliche Strahlenexposition 61,2%

kosmische Strahlung 7,9% (32 mrem)

interne Bestrahlung 7,4% (30 mrem)

künstliche Strahlenexposition 38,8%

Medizin 37,2% (150 mrem)

1% Fallout (bis Ende April 1986) (4mrem)

0,25% Technik, Forschung (<1 mrem), Kernkraftwerke

0,25% Kleinquellen (1mrem)

0,07% Berufliche Exposition (0,3 mrem)

Strahlenbelastung:
Verhältnis von natürlicher zu zivilisatorischer Strahlenbelastung und einzelner Strahlungsquellen am Beispiel einer Analyse für die Schweiz. Die durch Fallout verursachte durchschnittliche Strahlenbelastung liegt seit April 1986 höher als hier angegeben.

sierender* Strahlung auf die Haut auftretende Strahlenreaktion, deren Symptome sich nach unterschiedlichen Latenzzeiten entwickeln. In Abhängigkeit von der Höhe der verabfolgten Strahlendosis unterscheidet man klinisch drei Schweregrade: **St. 1. Grades:** bei 3-4 Gy (300 400 rd) tritt nach 6-8 Stunden ein reversibles Früherythem auf, das bei Strahlendosen ab 6 Gy (600 rd) in ein düsterrotes Erythem (Maximum nach 2 Wochen) mit vorübergehender Blockierung der Talgdrüsenfunktion übergeht; bereits ab 3,8 Gy (380 rd) kommt es zu passagerem Haarausfall (4-8 Wochen). Nach etwa 6 Wochen resultiert eine fleckige oder diffuse, über Jahre bestehende Hyperpigmentierung der bestrahlten Haut. **St. 2. Grades:** bei Strahlendosen von 8-10 Gy (800 1000 rd) tritt eine schwere Hautreaktion mit entzündlicher Rötung, Ödem- und Bläs-

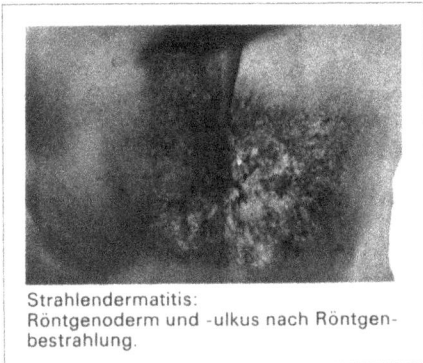

Strahlendermatitis:
Röntgenoderm und -ulkus nach Röntgenbestrahlung.

chenbildung (feuchte Desquamation) auf. Als Folge einer Schädigung der Hautkapillaren kommt es 3-4 Wochen nach Strahlenexposition zum sog. Haupterythem, im weiteren Verlauf zur Hautatrophie mit bleibendem Verlust der Haare, Talgdrüsen und Nägel. **St. 3. Grades:** bei noch höheren Strahlendosen kommt es nach wenigen Stunden zu einer toxischen Strahlenschädigung der Haut mit Flüssig-

keitsabsonderungen (Dermatitis exsudativa) sowie tiefer primärer Gewebsnekrosierung (akutes Strahlenulkus) mit schlechter Heilungstendenz; es resultieren zusätzlich irreparable Schäden der Haarbälge (ab 16 Gy bzw. 1600 rd) und der Schweißdrüsen (ab 25 Gy bzw. 2500 rd). Im Abheilungszustand ist die Haut trocken, dünn, unelastisch, leicht verletzlich und weist Teleangiektasien[*] auf; auf dem Boden chronischer Bindegewebsveränderungen können sich nach Jahren bösartige Hauttumoren (u. a. Plattenepithelkarzinome und Basaliome) entwickeln. Ab einer Strahlendosis von 12-15 Gy (1200-1500 rd) ist nach Jahren bis Jahrzehnten mit Spätfolgen zu rechnen, die mit unterschiedlicher Häufigkeit bereits im Gefolge einer St. 2. (und 3.) Grades auftreten (sog. Röntgenoderm*). S. Strahlenulkus, Strahlenkarzinom, Strahlenschäden.

Strahlen|dosis f: (radiol.) Dosis* einer ionisierenden* Strahlung.

Strahlen|dosis, höchstzulässige f: s. Dosisgrenzwerte.

Strahlen|dosis|meßgerät: syn. Dosimeter; s. Dosimetrie.

Strahlen|ex|position, berufliche f: Nach der Strahlenschutzverordnung* gelten Personen dann als beruflich strahlenexponiert, wenn sie bei ihrer Berufsausübung oder -ausbildung Strahlenexpositionen ausgesetzt sind, bei denen bestimmte Dosisgrenzwerte* überschritten werden können. Die b. St. ist nach unterschiedlichen Verfahren zu überwachen (s. Dosimetrie) und ggf. in einem Strahlenpaß* zu dokumentieren.

Zwei Gruppen beruflich strahlenexponierter Personen werden unterschieden: **Kategorie A,** wenn die jährliche Äquivalentdosis* über 30% der Dosisgrenzwerte nach StrlSchV betragen kann; **Kategorie B,** wenn die jährliche Äquivalentdosis 10% bis 30% der Dosisgrenzwerte nach StrlSchV betragen kann (s. Tab.). Für Personen der Kategorien A und B sind unterschiedliche Verfahren der ärztlichen Überwachung vorgesehen. Niedrigere Dosisgrenzwerte gelten für beruflich strahlenexponierte Personen zwischen 16 und 18 Jahren und für gebärfähige Frauen unter

Berufliche Strahlenexposition
Dosisgrenzwerte für beruflich strahlenexponierte Personen über 18 Jahre

Exponierter Körperbereich[1]	Dosisgrenzwert in mSv/Jahr (rem/Jahr) für Personen der Kategorie[2]	
	A	B
1. Ganzkörper, Knochenmark, Gonaden, Uterus	50 (5)	15 (1,5)
2. Hände, Unterarme, Füße, Unterschenkel, Knöchel (einschließlich dazugehöriger Haut)	600 (60)	200 (20)
3. Haut (falls nur diese der Exposition unterliegt), außer Haut der Bereiche nach Nr. 2	300 (30)	100 (10)
4. Knochen, Schilddrüse	300 (30)	100 (10)
5. andere Organe	150 (15)	50 (5)

[1] Die Grenzwerte für Teile und Organe des Körpers schließen den Ganzkörper-Grenzwert ein.
[2] Kategorien A und B siehe Text; die für Kategorie A genannten Grenzwerte entsprechen 100%, diejenigen für Kategorie B ca. 30% der maximal zulässigen jährlichen Äquivalentdosis.

Natürliche Strahlenexposition
Natürliche Radionuklide

Tab. 1

Radionuklid Name	Symbol	Halbwertzeit in Jahren	Beim Zerfall emittierte Strahlung
Tritium	^3H	12	β
Kohlenstoff-14	^{14}C	$5,7 \cdot 10^3$	β
Kalium-40	^{40}K	$1,3 \cdot 10^9$	β, γ
Uran-238	^{238}U	$4,5 \cdot 10^9$	α
Uran-234	^{234}U	$2,5 \cdot 10^5$	α
Radium-226	^{226}Ra	$1,6 \cdot 10^3$	α, γ
Blei-210	^{210}Pb	22	β, γ
Thorium-232	^{232}Th	$1,4 \cdot 10^{10}$	α
Radium-228	^{228}Ra	5,7	β, γ
Thorium-228	^{228}Th	1,9	α, γ
Uran-235	^{235}U	$7 \cdot 10^8$	α, γ

45 Jahren. Daneben bestehen Tätigkeitsverbote in bestimmten Strahlenschutzbereichen* für Jugendliche unter 18 Jahren, schwangere und stillende Frauen; vgl. Strahlenschutzbereiche, Kontamination (Tab.).

Strahlen|ex|position, natürliche f: Als n. St. bezeichnet man die Strahlendosis, die durch die seit jeher natürlicherweise auf den Menschen einwirkende ionisierende* Strahlung verursacht wird. Sie macht einen Teil der gesamten Strahlenbelastung* des Menschen aus und besteht aus **drei Komponenten:** 1. der kosmischen Strahlung; 2. der terrestrischen Strahlung; 3. der Strahlung, die durch den Zerfall von natürlich radioaktiven Stoffen entsteht, die mit Trinkwasser, Nahrung und Atemluft in den Körper aufgenommen werden. Die auf den Menschen einwirkende **kosmische Strahlung** - die sekundäre kosmische Strahlung - wird in der oberen Atmosphäre durch die Geschwindigkeit auf Luftmoleküle auftreffenden Atomkerne des Wasserstoffs und anderer Elemente - die primäre kosmische Strahlung - erzeugt. Die sekundäre kosmische Strahlung besteht aus ionisierender Strahlung und aus Neutronen. Die **terrestrische Strahlung** entsteht beim Zerfall der in der Erdkruste enthaltenen langlebigen natürlichen Radionuklide* oder der Radionuklide, die in Zerfallsreihen mit langlebigen Mutternukliden wie Uran-238 und Thorium-232 und anderen Radionukliden gebildet werden (s. Tab. 1); sie ist z. B. in einigen Gegenden Brasiliens und Indiens bis zu 10mal

höher als in der Bundesrepublik Deutschland. Es gibt z. Z. keinen Hinweis für eine teratogene Wirkung der terrestrischen Strahlung. Die Radionuklide Tritium* und Kohlenstoff*-14 (s. Tab. 1) werden durch die primäre kosmische Strahlung ständig neu gebildet. Die natürlichen Radionuklide aus der Zerfallsreihe* des Uran-238 und des Thorium-232 kommen mit wenigen Ausnahmen im Erdboden in Konzentrationen von etwa 30 Bq/kg vor. Die Konzentration von Kalium-40 beträgt etwa das 10fache. Die Radionuklide werden aus dem Boden gelöst und gelangen in Pflanzen und Tiere, ins Grundwasser, in Quellen, Flüsse und ins Meer. Mit der Nahrung und dem Trinkwasser erreichen sie den Menschen. So sind z. B. im menschlichen Organismus ständig etwa 4000 Bq Kalium-40 enthalten. In der Luft befinden sich die Radionuklide Tritium, Kohlenstoff-14 und v. a. die Edelgase Radon-222 und Radon-220 mit ihren kurzlebigen Tochternukliden. Tab. 2 zeigt eine Zusammenstellung der Dosisbeiträge der verschiedenen Komponenten der n. St. für drei menschliche Organe. Die Gonadendosis* von 1,1 mSv pro Jahr (110 mrem/a) wird vielfach als Bezugsgröße verwendet. Nach dem effektiven Dosiskonzept, in dem auch die relativ hohe Lungendosis berücksichtigt wird, ergibt sich für die n. St. eine mittlere effektive Äquivalentdosis* von 2 mSv pro Jahr (200 mrem/a). Die angegebenen Dosiswerte unterliegen einer großen regionalen Schwankungsbreite. So beeinflußt die Höhenlage eines Ortes die Größe der kos-

Natürliche Strahlenexposition
Mittlere natürliche Strahlenexposition des Menschen

Tab. 2

Komponente	Jährliche Äquivalentdosis im Organ (in mSv)		
	Keimdrüsen	Lunge	Knochenzellen
Externe Strahlung			
kosmisch	0,3	0,3	0,3
terrestrisch	0,5	0,5	0,5
Interne Strahlung	0,3	8,0	1,3
Summe	1,1	8,8	2,1

mischen Strahlung, und die geologische Beschaffenheit des Untergrunds wirkt sich auf die terrestrische Strahlung und den Radionuklidgehalt von Nahrung und Trinkwasser aus. Auch zivilisatorische Einflüsse wie die Verwendung von Baumaterial mit unterschiedlichem Radionuklidgehalt tragen zur Schwankung der n. St. bei. Für die Bundesrepublik Deutschland setzt man für die Schwankungsbreite der Gonadendosis mit 0,5 mSv pro Jahr an, weltweit sind weit höhere Werte bekannt. Die Schwankungsbreite der effektiven Äquivalentdosis liegt ebenfalls bei etwa 50% des mittleren Wertes.

Strahlen|fibrose f: Gewebsfibrosierung nach Einwirkung ionisierender* Strahlung i. S. eines irreparablen Strahlenspätschadens (s. Strahlenschäden); i. e. S. Lungenfibrose[*] meist nach therapeutischer (oder akzidentel-

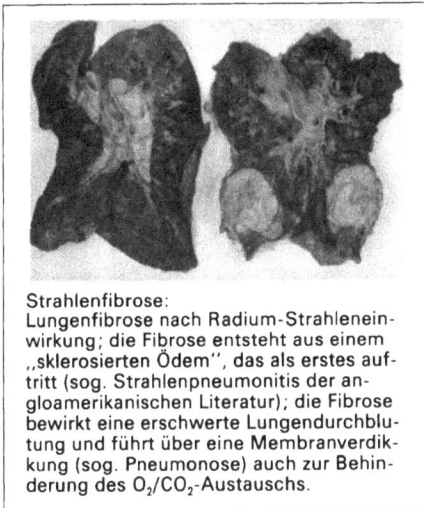

Strahlenfibrose:
Lungenfibrose nach Radium-Strahleneinwirkung; die Fibrose entsteht aus einem „sklerosierten Ödem", das als erstes auftritt (sog. Strahlenpneumonitis der angloamerikanischen Literatur); die Fibrose bewirkt eine erschwerte Lungendurchblutung und führt über eine Membranverdickung (sog. Pneumonose) auch zur Behinderung des O_2/CO_2-Austauschs.

ler) Bestrahlung der Lungen mit Röntgenstrahlung* (entsprechend dem Bestrahlungsfeld), auch nach Inhalation radioaktiver Substanzen (z. B. Radium, s. Abb.); vgl. Strahlenpneumonitis.

Strahlen|genetik (gr genesis Entstehung) f: Forschungsrichtung innerhalb der Genetik, die sich mit der Wirkung ionisierender* Strahlung auf die Erbanlagen befaßt. Vgl. Strahlenschäden.

Strahlen|härte: syn. Strahlenqualität*.

Strahlen|hygiene (gr hygieine Hygiene) f: Sammelbezeichnung für die Lehre von der Gefährdung des Menschen und der Umwelt durch ionisierende* Strahlung sowie von den entsprechend gebotenen Schutzmaßnahmen und Schutzvorschriften; s. Radioökologie; vgl. Strahlenschäden, Strahlenschutz, Strahlenschutzverordnung.

Strahlen|kastration f: s. Röntgenkastration.

Strahlen|kata|rakt (gr katarrhaktes herabstürzend) f: syn. Strahlenstar; (ophthalmolo-

gisch) Katarakt[*] als Strahlenspätschädigung der Augenlinse (empfindlichster Teil des Auges) nach Einwirkung ionisierender* Strahlung (> 3 - 4 Gy bzw. > 300 - 400 rd), auch von Infrarotstrahlung[*] mit einer Latenzzeit von ca. 1 - 8 Jahren. Angriffspunkt ist das Linsenepithel; es kommt zu subkapsulärer Vakuolenbildung und einer scheibenförmigen hinteren Poltrübung. Am empfindlichsten ist die jugendliche Linse (St. nach Anwendung von Röntgenstrahlung* bereits ab 200 Röntgen beobachtet). Bei med. Strahlenanwendungen im Kopfbereich müssen die Augen mit einer Schablone aus strahlenabsorbierendem Material abgedeckt werden; zum Arbeitsschutz Verwendung von Brillen mit Bleiglas.

Strahlen|kater: auch Strahlenintoxikation; umgangssprachliche Bezeichnung für ein geringgradig ausgeprägtes Strahlensyndrom*, wie es (meist frühzeitig) im Rahmen einer Strahlentherapie[*] oder bereits wenige Stunden nach einer Ganzkörperbestrahlung mit Dosen auch bereits unterhalb 0,5 Gy (50 rd) beobachtet werden kann. **Sympt.:** Störungen des Appetits, Übelkeit, Erbrechen, Kopfschmerzen, Schwindelgefühl. **Ther.:** symptomatisch. Vgl. Hangover.

Strahlen|krankheit: s. Strahlensyndrom; vgl. Strahlenschäden.

Strahlen|krebs: verallgemeinernde Bezeichnung für alle beim Menschen auftretenden Formen maligner Neoplasien, deren Entstehung ursächlich mit der Einwirkung ionisierender* Strahlung in Zusammenhang gebracht wird (wichtigster Strahlenspätschaden) und die sich klinisch mit unterschiedlich langer Latenz nach Strahlenexposition manifestieren; bekannt sind z. B. das Auftreten von bösartigen Lungentumoren nach Inhalation radioaktiver Gase* bzw. Stäube (s. umseitige Abb.; seit langem bekannt ist der Schneeberger[*]-Lungenkrebs), das Auftreten von Knochentumoren und Leukämien (s. Leukämie, strahleninduzierte) inf. beruflichem Umgang mit Radium (in den 20er Jahren bei Leuchtziffer-Malerinnen), eine Häufung von Plattenepithelkarzinomen und Basaliomen der Haut sowie von Leukämien bei medizinischem Personal in den frühen Jahren der radiologischen Anwendung der Röntgenstrahlung* unter unzureichenden Strahlenschutzvorkehrungen (sog. Röntgenkrebs bzw. Röntgenkarzinom). Nach medizinischen Strahlenanwendungen konnten u. a. Schilddrüsenkarzinome (nuklearmedizinische Anwendung von Jod*-131) und unterschiedliche solide Sarkome (Osteo-, Chondro-, Fibro- und Myosarkome) beobachtet werden. Bei den Überlebenden von Hiroshima und Nagasaki wurde neben Leukämien eine ganze Palette unterschiedlicher bösartiger Tumoren beobachtet (Schilddrüsen- und Mammakarzinome, maligne Tumoren der Lunge, des Ösophagus, des Magens, Kolons und des Urogenitalsystems). Die biologischen Mechanismen der onkogenen Strahlenwirkung* und genaue Dosis*/Wirkungsbeziehungen sind für den Menschen noch nicht ausreichend bekannt; s. Karzinogenese, strahleninduzierte, Strahlenrisiko, Strahlenschäden.

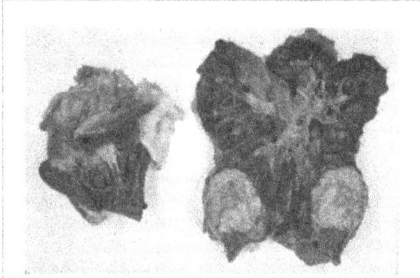

Strahlenkrebs:
Lungenkrebs bei einem 49jährigen Arbeiter, der mit dem Umschütten radioaktiven Gesteins beschäftigt war; die Sicherheitseinrichtungen waren nach dem Kriege demontiert worden. Alle seine Organe, seine Kleidung und seine Wohnungseinrichtung ließen eine erhebliche Eigenstrahlung nachweisen. Zugleich bestand in der Lunge eine ausgeprägte interstitielle Fibrose, die wiederum zur chronischen Belastung der rechten Herzkammer (mit entsprechend starker Hypertrophie) führte (Cor pulmonale).

Strahlen|nephritis f: nach Einwirkung ionisierender* Strahlung auf die Nieren (kritische Dosis 35 Gy bzw. 3500 rd), meist akzidentell als Folge einer Strahlentherapie[*] retroperitonealer Tumoren auftretende renale Funktionsstörung (**akute** St., klinisch einer akuten Glomerulonephritis entsprechend) oder Atrophierung der Nieren (**chronische** St., klinisch einer chronischen Glomerulonephritis entsprechend); als Spätfolge der strahlenbedingten Nierenschädigung kann eine renale Hypertonie auftreten.

Strahlen|paß: in der Strahlenschutzverordnung* vorgeschriebenes Nachweisbuch für bestimmte beruflich strahlenexponierte Personen, in dem neben Angaben über die Tätigkeit und dem Nachweis der erforderlichen Fachkunde die gesamte berufliche Strahlenexposition* (u. U. differenziert nach Art der Strahlung und Art der Exposition) fortlaufend registriert wird, um die Einhaltung der vorgeschriebenen Dosisgrenzwerte* zu gewährleisten. Die Pflicht zum Führen eines St. besteht nur für Personen, die in einer nach der Strahlenschutzverordnung genehmigten Anlage oder Einrichtung tätig sind, für die ihr zuständiger Arbeitgeber selbst keine Genehmigung hat. In der Praxis betrifft dies z. B. Monteure, die in Kontrollbereichen eines Atomreaktors* tätig werden und nicht Betriebsangehörige sind. Der Sinn des St. ist somit eine lückenlose Überwachung dieses Personenkreises trotz wechselndem Arbeitsort. Der St. ist ein amtliches Dokument; er ist nach Abschluß der Tätigkeit 30 Jahre aufzubewahren bzw. an die zuständige Behörde abzugeben.

Strahlen|pneumonitis (gr pneumon Lunge) f: bevorzugt in der angloamerikanischen Literatur verwendeter Begriff für ein nach

großvolumiger Lungenbestrahlung (kritische Dosis 40 Gy bzw. 4000 rd) mit ionisierender* Strahlung bzw. Röntgenstrahlung* auftretendes interstitielles „sklerosierendes" Lungenödem, verbunden mit den **Sympt.** Kurzatmigkeit, Husten, geringem Auswurf und mäßigem Fieber; im weiteren Verlauf kommt es infolge fortschreitender Fibrosierung und Gefäßsklerosierung meist zur Lungenfibrose[*]. **Therapieversuch** mit Inhalationen, Antiphlogistika, durchblutungsfördernden und gefäßabdichtenden Medikamenten, hyperkalorischer Ernährung; vgl. Strahlenfibrose (Abb.).

Strahlen|qualität f: syn. Strahlenhärte; strahlenphysikalischer Begriff des Durchdringungsvermögens einer Photonenstrahlung. Nach DIN 6814-2 gilt bei Röntgenstrahlung* folgende Einteilung:

Strahlenqualität
Einteilung nach DIN

	Maximale Energie in keV	Röhrenspannung in kV
weich	$\leqq 100$	$\leqq 100$
hart	> 100 $\leqq 1000$	> 100 $\leqq 1000$
ultrahart	> 1000	> 1000

Bei Gammastrahlung* genügt zur Charakterisierung die Angabe des Radionuklids.

Strahlen|re|aktion f: Bezeichnung für die nach Einwirkung ionisierender* Strahlung auf den menschlichen Organismus auftretenden Symptome als Ausdruck komplexer biologischer Reaktionen auf zellulärer Ebene (s. Strahlenwirkung); die unmittelbar nach einer Strahlenexposition klinisch zu beobachtenden Symptome sind wahrscheinlich Folgen von Veränderungen im Zytoplasma oder an der Zellmembran (Frühreaktion), während Veränderungen am Zellkern erst später erkennbar werden; s. Strahlenschäden.

Strahlen|risiko n: Wahrscheinlichkeit des Eintretens einer nachteiligen Strahlenwirkung* bei Individuen oder Populationen in Abhängigkeit von der Dosis* ionisierender* Strahlung. Die Bestimmung des St. basiert auf Beobachtungen an Menschen und auf tierexperimentellen Erkenntnissen. Es wird im Bereich hoher Strahlungsdosen v. a. durch nicht-stochastische Prozesse* geprägt (s. Strahlenwirkung, Strahlensyndrom); im Bereich niedriger Strahlendosen (unter 1 Sv bzw. 100 rem) überwiegen stochastische Prozesse* (Karzinogenese* und Mutagenität*), so daß mit zunehmender Dosis die Wahrscheinlichkeit des Auftretens einer Schädigung (nicht aber ihre Schwere im Einzelfall) steigt. Im Umkehrschluß führt die Annahme eines stochastischen* Prozesses zu der theoretischen Möglichkeit einer Schädigung auch durch niedrigste Strahlungsdosen.

Da im Bereich sehr niedriger Strahlungsdosen karzinogene und mutagene Wirkungen empirisch nicht nachgewiesen werden können, werden zur Abschätzung des St. je nach Zweck unterschiedliche Konsequenzen gezogen: 1. **Für Zwecke des Strahlenschutzes** wird davon ausgegangen, daß eine sicher unschädliche Schwellendosis* nicht nachgewiesen werden kann, bei Strahlenbelastungen also grundsätzlich mit nachteiligen Wirkungen zu rechnen ist und daher der Umgang mit ionisierenden Strahlen und ihre medizinische Anwendung auf das absolut erforderliche Mindestmaß beschränkt werden sollte. 2. **Für Zwecke der individuellen Risikoabschätzung** wird demgegenüber berücksichtigt, daß die natürliche Strahlenexposition* (und andere zur Entstehung von Mutationen und Karzinomen führende Faktoren) ein in seiner Größe nicht näher quantifizierbares und differenzierbares Grundrisiko darstellen, mit dem zusätzliche (medizinische oder umweltbedingte) Strahlenbelastungen in Bezug gesetzt werden müssen. Da ein erhöhtes St. bei Dosen unterhalb einer gewissen Schwelle nicht schlüssig bewiesen werden kann, wird gefolgert, daß individuelle schädliche Folgen einer Strahlenbelastung unterhalb von Dosen im Bereich der natürlichen Strahlenexposition nicht zu erwarten sind.

Schätzungen des St. auf Bevölkerungsebene sind in ihrer Gültigkeit umstritten, da sie auf Extrapolationen von höheren auf niedrigste Dosen beruhen. International am weitgehendsten anerkannt ist die Vermutung der ICRP, einer effektiven Äquivalenzdosis von 10 mSv (1 rem) könne ein Risiko für strahlenbedingte Karzinome und Leukämien von 10 - 13 Fällen je 100 000 der Bevölkerung entsprechen. Vgl. IRCP-Empfehlungen, Risikoabschätzung, mathematische Modelle, Risikoabschätzung, toxikologische, Schwellendosis, Strahlenwirkung, Kollektivdosis.

Strahlen|schäden: Summe aller pathologischen Reaktionen nach Einwirkung ionisierender* Strahlung auf Teilbereiche oder dem gesamten menschlichen Organismus. Dabei ist zu unterscheiden zwischen den schon von kleinsten Strahlendosen induzierbaren, stochastischen (vom Zufall abhängigen) onkogenen Effekten (s. Karzinogenese, strahleninduzierte) und genetischen Effekten (s. Strahlenschäden, genetische) und den von einem bestimmten Dosisschwellenwert an nachweisbaren, nicht-stochastischen (nicht von den Gesetzen des Zufalls abhängigen) **somatischen St.** Somatische St. können sich unmittelbar nach einem Strahleninsult klinisch als (sub)akut auftretender **Frühschaden** (Strahlenkater*, insbes. Strahlensyndrom*, akute Strahlendermatitis*, akute Strahlenpneumonitis* u. a.) und/oder nach monate- bis jahrelanger Latenzzeit als chronischer **Strahlenspätschaden** i. S. einer Degeneration, Atrophie, Fibrosierung oder Nekrose (Röntgenoderm*, Strahlenfibrose*, Strahlenulkus*, Radioosteonekrose* u. a.) manifestieren. Sie können nicht nur durch entsprechend hohe ein- oder mehrmalige Strahlenexposition, son-

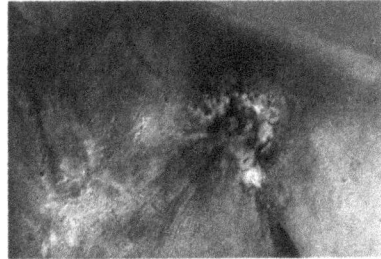

Strahlenschäden:
Strahlenulkus an der Schulter.

dern auch durch Summation sehr kleiner Strahlendosen über längere Zeiträume hinweg entstehen, da zwischenzeitlich in den bestrahlten Geweben Erholungsvorgänge auf zellulärer Ebene (s. Reparatursysteme) sowie durch Zellersatz nur begrenzt wirksam werden. Wesentlich für ihre Entstehung ist daher die **integrale** Dosis und ihre räumliche und zeitliche Dosisverteilung. Wichtigster Strahlenspätschaden ist der infolge onkogener Effekte der Strahlenwirkung* entstehende, sich jedoch erst nach Jahren manifestierende sog. Strahlenkrebs*; vgl. Strahlenrisiko.

Strahlen|schäden, genetische: durch ionisierende* Strahlung induzierte Veränderungen am genetischen Material (Chromosomen[*] oder DNA[*]); sie können sich als mutagene[*] oder als karzinogene[*] Wirkungen manifestieren; auch Strahlenschäden treten, wie alle toxischen Effekte, streng dosisabhängig auf. Eine Summation von hohen (karzinogenen) Strahlendosen über kurze Zeiträume muß als wahrscheinlich angesehen werden, die Möglichkeit eines additiven Effektes sehr kleiner Dosen über sehr lange Zeiträume ist z. Z. wissenschaftlich nicht zu beurteilen. Die Frage nach der Existenz einer Schwellendosis* ist bis heute ebenfalls nicht eindeutig zu beantworten, da die Bedeutung von Reparatursystemen* nach Strahleneinwirkungen nur unvollkommen abgeschätzt werden kann; bei der Annahme eines stochastischen Prozesses* könnten theoretisch auch kleine Dosen (mit entsprechend geringer Wahrscheinlichkeit) zu einer Mutation* führen. Hieraus kann allerdings nicht direkt geschlossen werden, auch kleinste Strahlungsdosen (z. B. einzelne Ionisationen) könnten das Karzinomrisiko maßgeblich erhöhen, da die in Frage stehenden Prozesse sich im Bereich sehr kleiner Dosen einem empirischen Nachweis entziehen und die natürliche Strahlenexposition* neben anderen Faktoren ihnen gegenüber im Vordergrund stehen. S. Strahlenrisiko, Dosis/Wirkungsbeziehungen, Karzinogenese, strahleninduzierte, Risikoabschätzung, mathematische Modelle.

Strahlen|schutz: wissenschaftlich-technisches Fachgebiet, das dem Schutz von Personen, Sachgütern und der Umwelt vor der schädigenden Einwirkung radioaktiver Stoffe und ionisierender* Strahlung dient; Grundlagen des St. sind u. a. Strahlenbiologie, Strahlenmedizin, Strahlenphysik, Radioökologie*, Strahlenmeßtechnik.

Die **Prinzipien des St.** lassen sich in den folgenden Thesen der ICRP (International Commission on Radiological Protection) zusammenfassen: Es darf keine Strahlenanwendung ohne einen daraus resultierenden Nutzen geben; alle Strahlenexpositionen müssen so niedrig gehalten werden, wie es unter Berücksichtigung wirtschaftlicher und sozialer Faktoren vernünftigerweise erreichbar ist; die Strahlendosis von Einzelpersonen darf die für die jeweiligen Bedingungen festgelegten Grenzwerte nicht überschreiten (s. Dosisgrenzwerte).

In der **Praxis des St.** ist zu unterscheiden zwischen den Möglichkeiten einer externen Strahlenexposition (äußere Bestrahlung) und einer internen Strahlenexposition (innere Bestrahlung) als Folge einer Inkorporation* (Aufnahme radioaktiver Stoffe in den Körper). Schutz gegen externe Strahlenexpositionen bieten z. B. Abstand von der Strahlenquelle, Begrenzung der Expositionsdauer und Abschirmung der von der Quelle emittierten Strahlung. Schutz gegen interne Strahlenexposition beim Umgang mit offenen radioaktiven Stoffen bietet insbes. der Einschluß dieser Stoffe in dichte Arbeitssysteme (Handschuhkasten, Glovebox) oder die Verwendung von Schutzkleidung (staubdichter Overall, Handschuhe, Überschuhe, Atemschutz, ggf. gasdichter Plastikanzug mit Fremdbelüftung). Entsprechend den beiden genannten Expositionsarten unterscheiden sich auch die Meßmethoden im St.

Der St. wird durch Rechtsverordnungen (Strahlenschutzverordnung*, Röntgenverordnung*) sowie durch zahlreiche anerkannte Regeln, Richtlinien und Empfehlungen geregelt; s. IRCP-Empfehlungen.

Strahlen|schutz|bereiche: für Zwecke des Strahlenschutzes* nach StrlSchV und RöV definierte Bereiche mit unterschiedlich hoher zu erwartender Ortsdosis* oder Ortsdosisleistung* (bzw. daraus abgeleiteter zu erwartender Äquivalentdosis* oder Äquivalentdosisleistung*) in kerntechnischen Anlagen, nuklearmedizinischen und radiologischen Einrichtungen usw. In St. sind Ortsdosis und Ortsdosisleistung regelmäßig zu kontrollieren, sie sind z. T. als solche zu kennzeichnen und unterliegen z. T. Zugangsbeschränkungen.

1. **Strahlenschutzverordnung: a) Sperrbereich:** darf nur in zwingenden Fällen durch besonders ausgebildetes Personal betreten werden; **b) Kontrollbereich:** beschränkter Zugang nur für ausgebildetes Personal (beruflich strahlenexponierte Personen der Kategorie A; s. Strahlenexposition, berufliche); **c) betrieblicher Überwachungsbereich:** Zugangsbeschränkung auf Beschäftigte und Personen, die den Bereich zwingend betreten müssen; **d) außerbetrieblicher Überwachungsbereich.**

2. **Röntgenverordnung:** a) Kontrollbereich; b) Überwachungsbereich. Vgl. Dosisgrenzwerte, Strahlenschutzverordnung, Röntgenverordnung.

Strahlen|schutz|kom|mission f: Abk. SSK; Beratungsgremium für den Bundesminister des Innern (BMI). Die SSK hat die Aufgabe, den für den Strahlenschutz* in der Bundesrepublik Deutschland zuständigen BMI in allen Fragen des Schutzes vor den Gefahren durch ionisierende* Strahlung zu beraten. Sie wurde 1974 gegründet und setzt sich i. d. R. aus 15 Experten zusammen, die auf einem der folgenden Fachgebiete besondere Erfahrung haben: Biophysik, medizinische Radiologie, Nuklearmedizin, Radiochemie, Radioökologie, Strahlenbiologie, Strahlengenetik, Strahlenphysik, Strahlenschutzmedizin, Strahlenschutztechnik, Meßtechnik. Die Berufung der Mitglieder erfolgt durch den BMI für eine Dauer von 3, längstens 6 Jahren. Die Mitgliedschaft in der SSK ist ein persönliches Ehrenamt, die Mitglieder sind nicht an Weisungen gebunden. Zur Durchführung ihrer Aufgaben hat die SSK besondere fachliche Ausschüsse. Die Ergebnisse der Beratungen werden häufig in Empfehlungen oder Stellungnahmen zusammengefaßt, die der BMI im Bundesanzeiger veröffentlicht.

Strahlen|schutz|plakette f: s. Filmdosimeter.

Strahlen|schutz|verordnung: (StrlSchV) „Verordnung über den Schutz vor Schäden durch ionisierende Strahlen" vom 13. Oktober 1976 (BGBl. I S. 2905) mit mehreren Änderungen (1977 BGBl. I S. 184, 269; z. Z. erneutes Novellierungsverfahren); Rechtsverordnung, die aufgrund des Atomgesetzes* erlassen wurde. Sie regelt alle notwendigen Maßnahmen zum Schutz von Personen, Sachgütern und der Umwelt vor den Gefahren durch ionisierende* Strahlung (Ausnahme: Röntgenstrahlung; hier gilt die Röntgenverordnung*).

Die **wichtigsten Vorschriften der St.** betreffen den Umgang mit radioaktiven Stoffen und deren Beförderung, die Errichtung und den Betrieb von Anlagen zur Erzeugung ionisierender Strahlen, den Schutz beruflich strahlenexponierter Personen und der Bevölkerung sowie die Überwachung der Umgebung von Anlagen, die nach der St. genehmigt sind.

Ziel aller Schutzmaßnahmen ist die **Einhaltung von Dosisgrenzwerten,** die in der St. festgelegt sind. Eine Besonderheit ist die **Pflicht zur Minimierung,** nach der die Dosisgrenzwerte nicht nur eingehalten, sondern so weit wie möglich auch zu unterschreiten sind.

Wissenschaftliche Grundlagen der St. sind wie auch in den entsprechenden Rechtsverordnungen aller anderen Staaten - die Empfehlungen der International Commission on Radiological Protection (s. IRCP-Empfehlungen). Die St. ist den entsprechenden Grundnormen der Europäischen Gemeinschaft angeglichen (s. Euratom-Grundnormen).

Strahlen|syn|drom (gr dromos Lauf) n: auch Strahlenkrankheit, Strahleninsult; im Gefolge einer Ganzkörper- (oder großvolumigen Teilkörper-) Bestrahlung bereits mit relativ kleinen Strahlendosen beim Menschen (sub)akut auftretende allgemeine Strahlenreaktion* des Organismus als Ausdruck eines somatischen Frühschadens (nicht-stochastische Strahlenwirkung*), deren Schweregrad, klinischer Verlauf, Prognose und Letalität von Art und Dosis* der verantwortlichen ionisierenden* Strahlung abhängig ist. Definitive

Strahlensyndrom Tab. 1
Strahlensensibilität einzelner Organe

Organ	Kritische Dosis	
	rd	(Gy)
Lymphatische Organe (Lymphknoten, Milz, Thymus usw.)	50	(0,5)
Knochenmark	100	(1,0)
Hoden, Ovarien	200	
Schleimhäute des Magen-Darm-Trakts	400–4000	(4–40)
Haut	800	(8)
Stoffwechsel- und endokrine Organe (Leber, Niere, Nebenniere, Pankreas)	3500–4000	(35–40)
Lunge	4000	(40)
Zentralnervensystem (v. a. Gehirn)	5000	(50)
Muskulatur	5000	(50)

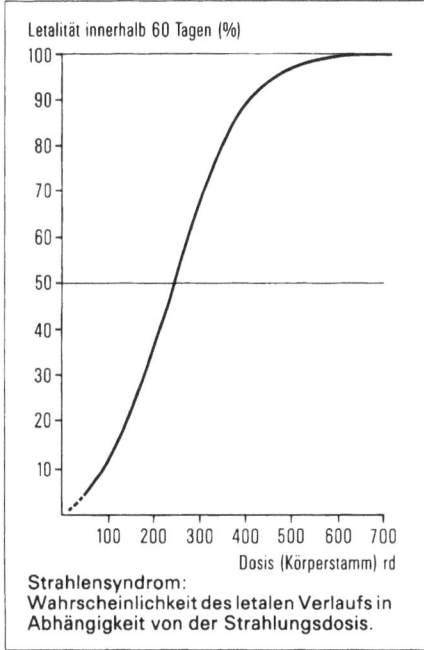

Strahlensyndrom:
Wahrscheinlichkeit des letalen Verlaufs in Abhängigkeit von der Strahlungsdosis.

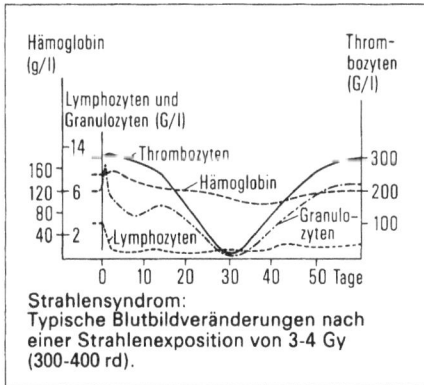

Strahlensyndrom:
Typische Blutbildveränderungen nach einer Strahlenexposition von 3-4 Gy (300-400 rd).

schiedliche Strahlensensibilität der Organe bzw. Organsysteme (s. Tab. 1), insbesondere die frühzeitige Schädigung wichtiger niedrig differenzierter Gewebe mit hoher Proliferationsrate (v. a. lymphatisches Gewebe, Knochenmark, Dünndarmepithel, klinisch weniger bedeutsam auch Gonaden) sowie Störungen der Gefäßpermeabilität und daraus resultierende funktionelle Störungen für den schicksalhaften und charakteristischen Verlauf des St. maßgeblich bestimmend sind. Ab einer Gesamtkörperdosis von 1 Gy (100 rd, **kritische Dosis**) werden deutlich nachweisbare klinische Symptome beobachtet.

In Abhängigkeit vom Schweregrad der Strahlenexposition lassen sich **4 Formen** des St. schematisch unterscheiden (s. Tab. 2). Im Vordergrund der Symptomatik des akuten St.s stehen anfangs allgemeines Schwäche- und Krankheitsgefühl, Appetitlosigkeit, Übelkeit, Erbrechen (Prodromalphase), gefolgt von einer Periode relativen Wohlbefindens (Latenzphase) mit unterschiedlicher, der Strahlenexposition indirekt proportionaler Dauer; im Verlauf der dann folgenden Tage bis Wochen kann es nach Auftreten von Fieber, Infektio-

diagnostische Kriterien für akute Strahlenverletzungen sind nur schwer zu formulieren, weil die Folgen oft nicht sofort auftreten. Von einem bestimmten Dosisschwellenwert an sind Schäden an unterschiedlichen Körpergeweben nachweisbar; bis zu einer Gesamtkörperdosis von 0,3 Gy (30 rd) sind sie leicht und reparabel. Höhere Strahlendosen bewirken irreversible Strahlenschäden*, wobei die unter-

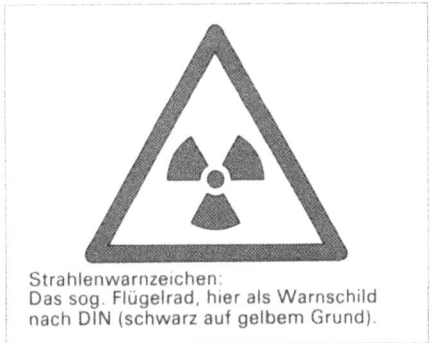

Strahlenwarnzeichen:
Das sog. Flügelrad, hier als Warnschild nach DIN (schwarz auf gelbem Grund).

Strahlenulkus

nen, Durchfällen und Blutungen, Haarausfall, oropharyngealen Ulzerationen und Hirnödem entweder zum Tod der Patienten oder zu einer langen Rekonvaleszenzzeit mit graduellem Rückgang und schrittweisem Verschwinden der Symptome kommen. Eine Therapie kann bei intensiven Strahlenschädigungen nur palliative Bedeutung haben und muß sich auf die Kupierung der Symptome beschränken. Wird

das St. überlebt, können sich nach einem mehrmonatigen oder jahre- bis jahrzehntelangen Intervall chronische Strahlenschäden manifestieren. Vgl. Strahlenrisiko.

Strahlen|ulkus (lat ulcus Geschwür) n: nach Einwirkung ionisierender* Strahlung, meist als Folge einer Strahlentherapie[*] auftretender Strahlenfrühschaden inf. Gewebsnekrosierung (s. Strahlendermatitis) oder

Strahlensyndrom   Tab. 2
Schematische Darstellung der klinischen Typen

Stadium[1]	Dosisbereich	Zeit nach Strahleninsult 1. Woche
I. **Hyperakutes Strahlensyndrom**	Größenordnung 100000 rd (100 Gy)[2]	Tod tritt praktisch unter der Bestrahlung ein (Hamster: Tod bei 110000 rad [540 rad/min] in 3 1/4 Std.; Maus: Tod bei 200000 rad [2200 rad/min] in 1 3/4 Std.). Alternierende „Wellen" von Mattigkeit und Übererregbarkeit, tonisch-klonische Krämpfe; extensive Hämorrhagien
II. **Akutes Strahlensyndrom**	Bereich der LD100: 600–800 rd (6–8 Gy)	Übelkeit und Erbrechen, Diarrhoe, Inappetenz, Abgeschlagenheit, Vernichtungsgefühl, Fieber, Leukopenie, Lymphopenie, Petechien, Hämorrhagien, Schleimhautentzündungen (besonders Rachen, Mund), Blutdruckabfall
III. **Akutes und/oder Subakutes Strahlensyndrom**	Bereich der LD50: ~400 rd (~4 Gy)	Symptome wie bei Gruppe II, jedoch mehr im Sinne von Abortivformen; nach leichtem Erbrechen zunächst oft asymptomatisches Latenzstadium, gelegentlich initiale Leukozytose
IV. **Subakut/chronisches Strahlensyndrom mit überwiegend chronischen Strahlenschäden**[3]	~80–200 rd (0,8–2 Gy)	Brechreiz (evtl. auch Erbrechen), mäßige Leukozytose (evtl. später auch Leukopenie)

[1] Die Übergänge können fließend sein.
[2] Tierexperimentelle Erfahrungen (Angaben nach Rugh, Rajewsky und Beobachtungen von Graul).
[3] In diese Gruppe wären auch Überlebende der Gruppe II einzuordnen.

Spätschaden (s. Röntgenoderm) der Haut (kritische Dosis 6 - 8 Gy bzw. 600 - 800 rd); s. Strahlenschäden.

Strahlen|warnzeichen: Nach den Euratom*-Grundnormen und der Strahlenschutzverordnung* vorgeschriebene, durch DIN-Vorschriften präzisierte, zur dauerhaften Kennzeichnung von Behältnissen mit radioaktiven Substanzen oder Abfällen, kontaminierten Gegenständen oder Räumen sowie von Räumen in Kontrollbereichen vorgesehene Warnschilder mit entsprechender Aufschrift (s. Abb. S. 65). Vgl. Kontamination, Strahlenschutzzonen.

Strahlen|wirkung: Beim Durchgang ionisierender* Strahlung durch den menschlichen Körper wird ein Teil der Strahlungsenergie (Äquivalentdosis*) durch Wechselwirkung mit

Zeit nach Strahleninsult		
2. Woche	3. Woche	4. Woche und später (Stadium der Späteffekte)
Wie in der 1. Woche; besonders ausgeprägte Panmyelophthise, Ulzerationen im Mund, Inappetenz, Tenesmen, Fieber, septische Zustandsbilder, Pneumonien usw., rascher Kräfteverfall, Geistesverwirrung. Tod meist in der Mitte der 2. Woche	**~100 % Mortalität**	
Müdigkeit, Mattigkeit, beginnender Haarausfall; Blutbildveränderungen, insbesondere Lympho- und Leukopenie, Zeichen der Anämie; Anfälligkeit gegen Infektionen	Wie in der 2. Woche; bei Fortschreiten des Syndroms Fieber, Inappetenz, schwere Entzündungen in Mund und Rachen, Ulzerationen, blutige Diarrhoen, Haarausfall; rascher Kräfteverfall; bei einigen wiedereinsetzende Blutbildung	**50 % Mortalität** (Sepsis, Pneumonien) Überlebende zeigen mit großer Variationsbreite chronische Strahlenschäden (wie in Gruppe IV)
		Verkürzung der Lebensspanne, Katarakte, maligne Tumoren, insbesondere Leukämien, Fertilitätsstörungen, Menstruationsstörungen, Mutationen. Nach Monaten können nach Dosen von ~100 rad (1 Gy) Anämien auftreten. Kinder: Wachstumsstörungen, vor allem Atrophien und Hemmungen im Skelettsystem, mikrozephale Mißbildungen

Strahlenwirkung

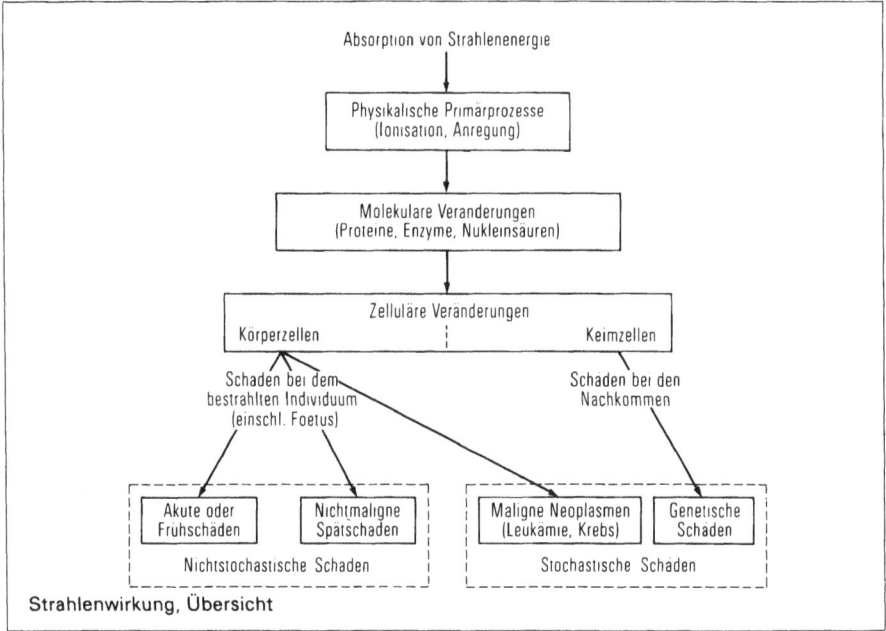

Strahlenwirkung, Übersicht

Absorption von Strahlenenergie

Physikalische Primärprozesse
(Ionisation, Anregung)

Molekulare Veränderungen
(Proteine, Enzyme, Nukleinsäuren)

Zelluläre Veränderungen
Körperzellen — Keimzellen

Schaden bei dem bestrahlten Individuum (einschl. Foetus) — Schaden bei den Nachkommen

Akute oder Frühschaden — Nichtmaligne Spätschaden — Maligne Neoplasmen (Leukämie, Krebs) — Genetische Schäden

Nichtstochastische Schäden — Stochastische Schäden

---

den Atomen der Materie absorbiert. Die in organischen (Makro-)Molekülen (Proteine, Nukleinsäuren u. a.) der Zelle absorbierte Energie bewirkt über Anregung (Erhöhung des Energiezustands) und Ionisierung* von Atomen verschiedene biochemische Prozesse (Hydroxilierung, Dekarboxilierung, Reduktion, Oxidation) und dadurch chemische Veränderungen dieser Moleküle (insbesondere durch Abspaltung von Teilen des Moleküls) oder Änderungen an der für die Funktion der Makromoleküle (z. B. Enzyme, Hormone) entscheidenden Sekundär- und Tertiärstruktur (**direkte St.**). Der größte Teil der biologischen

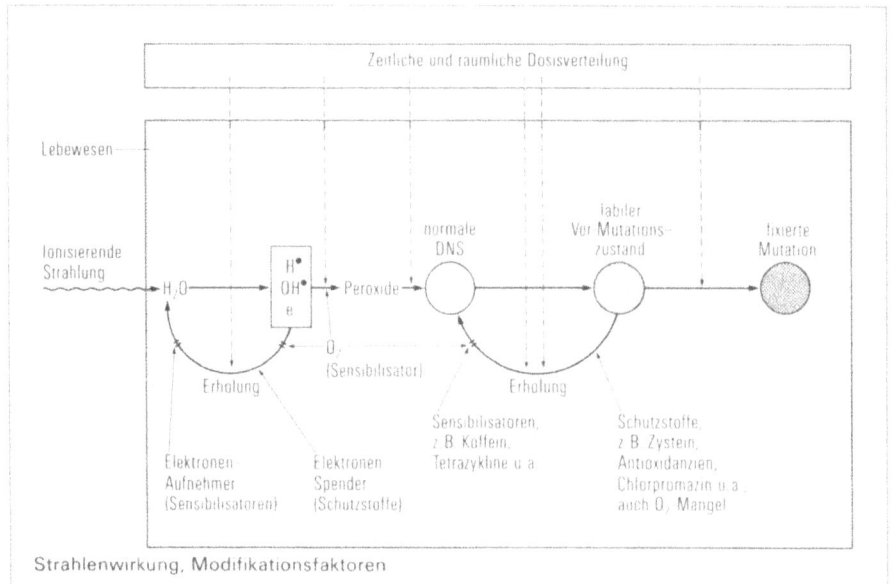

Strahlenwirkung, Modifikationsfaktoren

St. kommt indirekt durch Absorption der Strahlenenergie in den intrazellulären Wassermolekülen (70-80 % der Zellsubstanz) zustande (**indirekte St.**). Sie werden ionisiert und zerfallen in Hydroxil- und Wasserstoffradikale, die zusammen mit von ihnen direkt gebildeten stabileren (und daher über weitere Distanzen in der Zelle wirksamen) reaktiven Produkten (z. B. Wasserstoffperoxid) zu den gleichen chemischen Veränderungen an organischen Molekülen (infolge Verlust von Bindungselektronen) führen können wie direkt strahlungsinduzierte Strukturveränderungen.

Da in jeder Zelle jeweils nur ein einziges Molekül der für die Zellfunktion und Teilungsfähigkeit wichtigen DNA[*] vorhanden ist, sind strahleninduzierte Defekte an der DNA (Basenschäden, Einzelstrang- und Doppelstrangbrüche) von besonderem Interesse; sie können inf. Veränderungen der genetischen[*] Information mit onkogenen Effekten verbunden sein (s. Karzinogenese, strahleninduzierte) oder zu zellulären Funktionsstörungen oder zum Zelluntergang führen. Ein großer Teil der DNA-Schäden kann durch zelluläre Reparatursysteme* behoben werden, bevor sie sich schädigend auswirken. Die Strahlensensibilität der Zellen nimmt mit zunehmendem DNA-Gehalt zu; mit zunehmender Dosis und Ionisierungsdichte der Strahlung wächst die Wahrscheinlichkeit des Auftretens eines irreparablen Schadens (genetische oder somatische Mutationen, genetische Strahlenschäden*).

Neben DNA-Schäden werden Veränderungen in Struktur und Funktion aller anderen Zellbestandteile induziert, die zu Störungen der Vitalfunktion bis zum Zelltod führen können (somatische Strahlenschäden). Sie machen sich v. a. bemerkbar, wenn sich die Zelle zu teilen versucht. Zellen mit schneller Proliferation und entsprechend hoher Teilungsrate sind strahlungsempfindlicher als Zellen mit langsamer Proliferation und hohem Differenzierungsgrad (Gesetz von Bergonie und Tribondeau, 1966). Aus diesem Grund manifestieren sich akute St.en fast ausschließlich in Geweben mit hohem Zellumsatz, während in Geweben, in denen nur eine geringe Zellproliferation stattfindet, im Verlauf von Monaten und Jahren chronisch-degenerative bzw. chronisch-atrophische Veränderungen infolge einer chronischen Bindegewebsreaktion auftreten können; letztere stellen in der Strahlentherapie[*] den dosislimitierenden Faktor dar.

Gegenüber dicht ionisierender Strahlung besitzen die Zellen keine oder nur eine geringe Kompensationsfähigkeit. Die St. weniger dicht ionisierender Strahlung hängt entscheidend davon ab, in welcher Form eine bestimmte Strahlendosis appliziert wurde. Eine Einzeitbestrahlung ist biologisch am wirksamsten; mit zunehmender Fraktionierung bzw. Protrahierung wird die St. geringer, da sich die Zellen zwischenzeitlich von einem subletalen Strahlenschaden erholen können. Die Erholungsfähigkeit von Zellen ist bei Eintritt der Schädigung in der späten S-Phase

des Zellzyklus[*] am größten und in stark proliferierenden Geweben am effektivsten. Auch bei extrem niedrigen Dosisleistungen bleiben jedoch zeitunabhängig irreparable Restschäden zurück. Die St. kann durch eine Reihe weiterer endogener und exogener Faktoren modifiziert werden (s. Abb.); vgl. Dosis/Wirkungsbeziehungen, Prozesse, stochastische, Prozesse, nicht-stochastische, Strahlenrisiko, Teratogenität, strahlenindizierte.

Strahler: (radiol.) Vorrichtung, die ionisierende* Strahlung emittieren kann; es muß im einzelnen angegeben werden, um welche Art von St. es sich handelt, z. B. Röntgenstrahler[*] (Röntgenröhre mit Schutzgehäuse), Radionuklide* (offen oder in umschlossener Form, d. h. mit inaktiver Umhüllung), Teilchenbeschleuniger* (zur Erzeugung von ultraharter Röntgenstrahlung oder Elektronenstrahlung), Neutronengenerator (s. Neutronenquellen).

Strahlung: (physik.) Form der Energieausbreitung; in der Medizin unterscheidet man wegen der unterschiedlichen Mechanismen der Energieübertragung auf Gewebe und der damit verbundenen biologischen Strahlenwirkung* zwischen **ionisierender*** Strahlung und **nicht-ionisierender Strahlung**. Bei der nicht-ionisierenden Stahlung handelt es sich um langwellige elektromagnetische Strahlung (s. Elektromagnetische Wellen) einschließlich des Wellenlängenbereichs des sichtbaren Lichts[*]. Wichtige medizinische Anwendungsgebiete sind die Thermographie[*] (Infrarotstrahlung[*]) und Kernspinresonanz[*]-Tomographie (Bereich der Rundfunkwellen). Schall[*] und Ultraschall[*] benötigen einen materiellen Träger zur Ausbreitung; medizinische Anwendung in der Ultraschalldiagnostik[*]; s. a. Strahlenqualität.

Strahlung, harte: s. Strahlenqualität.

Strahlung, kosmische: s. Strahlenexposition, natürliche.

Strahlungs|de|tektoren m pl: Detektoren zum Nachweis ionisierender* Strahlung; Vorrichtungen, die Substanzen enthalten, in denen ionisierende Teilchen inf. Energieübertragung nachweisbare Effekte hervorrufen, z. B. Lichtimpulse im Szintillatorkristall einer Szintillationszähler*, die Ionisierung* von Luft in einer Ionisationskammer*, strahleninduzierte chemische Umsetzungen im Fricke*-Dosimeter, die Sichtbarmachung der Bahnspuren energiereicher Teilchen in der Nebelkammer*. St. dienen u. a. zur Teilchenregistrierung (Nachweis einer radioaktiven Kontamination*) und zur Ermittlung von Teilcheneigenschaften (Energie, Masse, Ladung). Viele St. liefern elektrische Impulse, die in nachgeschalteten elektronischen Geräten zur Strahlungsmessung weiterverarbeitet werden können; s. Strahlungsmeßgeräte.

Strahlungs|meßgeräte: Geräte zur Teilchenzählung (z. B. Messung der Aktivität* einer radioaktiven Strahlenquelle, Halbwertzeitmessung*) und zur Bestimmung der Energien von Teilchen ionisierender* Strahlung (z. B. zur Identifizierung unbekannter Radionuklide*) mit Hauptanwendung in der nuklearen Analysenmeßtechnik, Radiochemie, Nuklearmedizin* und im Strahlenschutz*. Häufig handelt es sich um Strahlungsdetektoren* (ggf. mit Verstärkereinrichtung) und nachgeschalteten elektronischen Einrichtungen, die eine Registrierung und Weiterverarbeitung der vom Detektor gelieferten elektrischen Impulse gestatten, z. B. verschiedene Typen des Zählrohrs*, Ganzkörperzähler*, Szintillationszähler*, Impulshöhen*-Analysator.

Zur Messung der in Medizin und Strahlenschutz bedeutsamen Dosis* bzw. Dosisleistung* einer ionisierenden Strahlung werden St. verwendet, die eine Bestimmung der durch Strahlung auf Materie übertragenen Energie erlauben; s. Dosimetrie.

Strahlungs|meßgrößen: heute gebräuchliche Meßgrößen und Einheiten in Radiologie, Nuklearmedizin* und Strahlenschutz*; St. lassen sich grundsätzlich drei Gruppen zuordnen: **1.** Messung der von einem Radionuklid ausgehenden Strahlung (Aktivität*): Angaben in Becquerel*; früher in Curie*. **2.** Messung der auf andere Stoffe einwirkenden Strahlenmenge (Energiedosis*): Angaben in Joule/kg, Einheitenname Gray*; früher in Rad* bzw. - bezogen auf Röntgenstrahlung* - in Röntgen*. **3.** Messung der von anderen Stoffen aufgenommenen Strahlenmenge unter Berücksichtigung der Eigenschaften des aufnehmenden Stoffes (Äquivalentdosis*): Angaben in Joule/kg, gewichtet durch einen dimensionslosen Bewertungsfaktor q, Einheitenname Sievert*; früher in Rem*. Vgl. Dosis, [Einheiten].

Strahlung, terrestrische: s. Strahlenexposition, natürliche.

Strahlung, weiche: s. Strahlenqualität.

StrlSchV: s. Strahlenschutzverordnung.

Strontium n: chemisches Symbol Sr, Ordnungszahl 38, relative Atommasse 87,62, 2wertig; biologische Halbwertzeit* bezogen auf Knochen $1,8 \cdot 10^4$ und auf den ganzen Körper durchschnittlich $1,3 \cdot 10^4$ Tage; vgl. Knochenaffine Elemente.

Strontium-89 n: ^{89}Sr; aus dem Mutternuklid* Rubidium-89 entstandenes, instabiles, unter Bildung des Tochternuklids* Yttrium-89 und Emission von Betastrahlung* und Gammastrahlung* zerfallendes Isotop des Strontium*; physikalische Halbwertzeit* 50,5 Tage; **Verwendung:** (med.) zu diagnostischen und therapeutischen Zwecken in der Nuklearmedizin*; in der (kernphysik.) Forschung. Sr-89 gehört zu den bei der Kernspaltung* freigesetzten flüchtigen oder bedingt flüchtigen Radionukliden*.

Strontium-90 n: ^{90}Sr; aus dem Mutternuklid* Rubidium-90 entstandenes, instabiles,

unter Bildung des instabilen Tochternuklids* Yttrium*-90 und Emission von Betastrahlung* zerfallendes Isotop des Strontium*; physikalische Halbwertzeit* 28,5 Jahre; **Verwendung:** (med.) zu diagnostischen und therapeutischen Zwecken in der Nuklearmedizin*; in der (kernphysik.) Technik und Forschung. Sr-90 gehört zu den bei der Kernspaltung* freigesetzten flüchtigen oder bedingt flüchtigen Radionukliden*.

Sv: s. Sievert.

Szintillations|zähler (lat scintillare funkeln): Nachweis- und Meßgerät für ionisierende* Strahlung; besteht aus einem Szintillator (ein von einem Bleimantel und Reflektor umgebener Kristall, z. B. NaJ), einem nachgeschalteten Photomultiplier[*] und einer Registrierelektronik. Die von den einfallenden ionisierenden Teilchen durch Energieabgabe an die Kristalle im Szintillator freigesetzten Lichtquanten werden von dem Photomultiplier in elektrische Impulse umgewandelt und auf das $10^6 - 10^8$fache verstärkt; mit Hilfe der Registrierelektronik können die hochverstärkten Signale weiterverarbeitet werden. Da die maximale Spannungshöhe (Ausgangsspannung) der absorbierten Energie proportional ist, sind S. zur Spektrometrie (Energiebestimmung) geeignet. **Med. Anwendung** vorzugsweise in der Nuklearmedizin* (u. a. zur Szintigraphie[*], Emissions[*]-Computer-Tomographie); vgl. [Scanner], [Gammakamera].

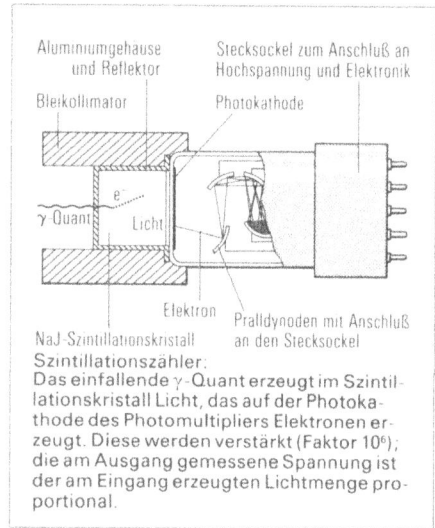

Szintillationszähler:
Das einfallende γ-Quant erzeugt im Szintillationskristall Licht, das auf der Photokathode des Photomultipliers Elektronen erzeugt. Diese werden verstärkt (Faktor 10^6); die am Ausgang gemessene Spannung ist der am Eingang erzeugten Lichtmenge proportional.

T

Teilchen|beschleuniger: Anlagen zur Beschleunigung elektrisch geladener Teilchen auf hohe Geschwindigkeiten und damit hohe Energien. T. werden angewendet u. a. in der medizinisch-biologischen Forschung, der nu-

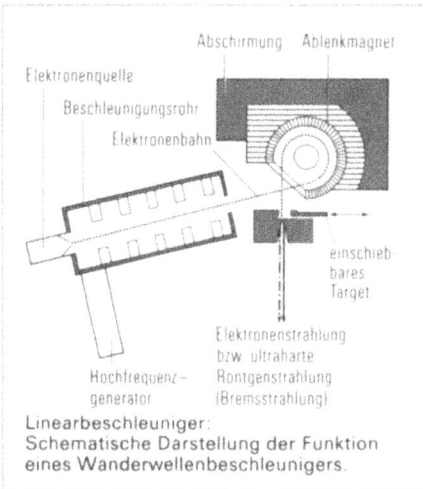

Abschirmung   Ablenkmagnet
Elektronenquelle
Beschleunigungsrohr
Elektronenbahn
einschieb-
bares
Target
Elektronenstrahlung
bzw. ultraharte
Hochfrequenz-   Röntgenstrahlung
generator   (Bremsstrahlung)

Linearbeschleuniger:
Schematische Darstellung der Funktion
eines Wanderwellenbeschleunigers.

klearmedizinischen Diagnostik und in der Strahlentherapie[*]. Je nach Arbeitsprinzip unterscheidet man das Betatron* und den Elektronen-Linearbeschleuniger[*] zur Produktion hochenergetischer Elektronen sowie das Zyklotron*, mit dem hochenergetische Ionen produziert werden.

Teilchen|strahlung: ionisierende* Strahlung, die aus Korpuskeln* (Teilchen **mit** Ruhemasse, Korpuskularstrahlen*) oder Photonen* (Teilchen **ohne** Ruhemasse, Photonenstrahlung; s. Elektromagnetische Wellen) bestehen kann.

Teil|körper|dosis f: bevorzugt im Strahlenschutz* verwendeter Dosisbegriff; Mittelwert der Äquivalentdosis* über das Volumen eines Körperabschnitts oder eines Organs; vgl. Körperdosis.

Tellur (lat tellus Erde) n: chemisches Symbol Te, Ordnungszahl 52, relative Atommasse 127,6, Halbmetall der Chalkogengruppe (s. Periodensystem der Elemente); biologische Halbwertzeit* bezogen auf verschiedene kritische Organe 9 - 30 und auf den ganzen Körper durchschnittlich 15 Tage.

Tellur-127m n: ^{127m}Te; aus dem Mutternuklid* Antimon-127 entstandenes, instabiles,

unter Bildung des instabilen Tochternuklids* Tellur-127 und Emission von Betastrahlung*, Gammastrahlung* und K*-Strahlung zerfallendes Isotop des Tellur* (Te-127 zerfällt zu J-127; dieses wird von Te-127m auch direkt durch Betazerfall erreicht); physikalische Halbwertzeit* 109 Tage; **Verwendung:** zu (kernphysik.) Forschungszwecken. Te-127m gehört zu den bei der Kernspaltung* freigesetzten flüchtigen oder bedingt flüchtigen Radioisotopen*.

Tellur-132 n: ^{132}Te; aus dem Mutternuklid* Antimon-132 entstandenes, instabiles, unter Bildung des instabilen Tochternuklids* Jod-132 und Emission von Betastrahlung*, Gammastrahlung* und K*-Strahlung zerfallendes Isotop des Tellur*; physikalische Halbwertzeit* 3,25 Tage; **Verwendung:** (med.) zu Diagnosezwecken in der Nuklearmedizin*. Te-132 gehört zu den bei der Kernspaltung* freigesetzten flüchtigen oder bedingt flüchtigen Radionukliden*.

Tellur-133 n: ^{133}Te; aus dem Mutternuklid* Antimon-133 entstandenes, instabiles, unter Bildung des instabilen Tochternuklids* Jod-133 und Emission von Gammastrahlung* zerfallendes Isotop des Tellur*; physikalische Halbwertzeit* 12,5 Minuten.

Tellur-134 n: ^{134}Te; instabiles, unter Bildung von Jod-134 und Emission von Gammastrahlung* zerfallendes Isotop des Tellur*; physikalische Halbwertzeit* 41,8 Minuten.

Terato|genität f: grundsätzliche Fähigkeit eines Agens, bei Einwirkung einer ausreichenden Dosis* (Menge), eine kongenitale[*] (angeborene) Fehlbildung (sog. Mißbildung; grob-strukturelle Abnormität) auszulösen. Eine teratogene Wirkung greift definitionsgemäß immer vor der Geburt (pranatal; s. Pränatalperiode) und nach der Implantation[*] (Einnistung des Keims im Uterus) ein; es handelt sich um einen speziellen Fall einer embryotoxischen* Wirkung. Es sind **drei Typen** von teratogenen Noxen bekannt: **1.** bestimmte chemische Substanzen; **2.** bestimmte physikalische Faktoren (z. B. ionisierende* Strahlung); **3.** bestimmte belebte Ursachen (z. B. Rötelnvirus[*]). Alle drei Typen teratogener Noxen können grundsätzlich auch beim Menschen entsprechende Wirkungen auslösen. Bei chemischen oder physikalischen teratogenen Noxen ist die Inzidenz[*] (Häufigkeit des Auftretens) dosisabhängig (wie bei allen toxischen Effekten). Kongenitale Fehlbildungen treten beim Menschen auch „spontan" (wahrscheinlich aus endogener Ursache) auf. Substanzbezogene Effekte imponierern daher immer als Erhöhungen dieser Grundrate. Wahrscheinlich gibt es einen Schwellenbereich, unterhalb dessen ein exogen ausgelöster Effekt biologisch und medizinisch nicht mehr relevant ist (Schwellendosis*). Zu den chemischen Substanzen mit einem teratogenen Potential für den Menschen gehören z. B.: Thalidomid, Methotrexat, Androgene, Retinoide und Alkohol; physikalische Einwirkungen mit einem teratogenen Potential sind z. B. Röntgenstrahlung* und strahlende Isotope. Vgl. Dosis/Wirkungsbeziehungen, Embryotoxizität, Spontanrate.

Terato|genität, strahlen|in|duzierte f: Auslösung eines teratogenen Effekts (kongenitale[*] grobstrukturelle Abnormität) durch ionisierende* Strahlung (Röntgenstrahlung*, Neutronenstrahlen oder strahlende Isotope*). Entsprechende pränatal-toxische Wirkungen sind nach Einwirkung hoher Strahlendosen (therapeutische Bestrahlung, Atombombenopfer) beim Menschen gut dokumentiert. Es resultieren vorzugsweise Mikrozephalie[*] und geistige Retardierung. Bis heute verfügbare Daten sprechen dagegen, daß es bei einer akuten Exposition gegenüber Dosen von < 0,05 Gy (5 rad) zu einem nachweisbar erhöhtem Risiko für grobstrukturelle Abnormitäten oder für Dysfunktionen kommt. Vgl. Embryotoxizität, strahleninduzierte, Mißbildung, kongenitale, Teratogenität, Mikrozephalie, strahleninduzierte.

Terrestrische Strahlung: s. Strahlenexposition, natürliche.

Thorium n: chemisches Symbol Th, Ordnungszahl 90, relative Atommasse 232,038, Schwermetall aus der Gruppe der Actinoide* (s. Periodensystem der Elemente), 13 natürliche Isotope*; biologische Halbwertzeit* bezogen auf Knochen $7,3 \cdot 10^4$, auf verschiedene andere kritische Organe einige 10^4 und auf den ganzen Körper durchschnittlich $5,7 \cdot 10^4$ Tage. Die radioaktive Zerfallsreihe* führt von Isotop Th-232 zu nicht aktivem Blei.

Tiefen|dosis f: bevorzugt in der Strahlentherapie[*] verwendeter Dosisbegriff; gibt die Energiedosis* in einer anzugebenden Tiefe des bestrahlten Objekts auf der Achse des Nutzstrahlenbündels (Zentralstrahl) an und wird für die Bestrahlungsplanung benötigt. Häufig wird die prozentuale bzw. relative Tiefendosis* angegeben.

Tiefen|dosis, re|lative (lat referre, relatum beziehen) f: bevorzugt in der Strahlentherapie[*] verwendeter Dosisbegriff; Verhältnis der Tiefendosis* an einer anzugebenden Stelle in dem bestrahlten Objekt zur Oberflächenbzw. Maximaldosis in dem Nutzstrahlenbündel.

Tochter|nuklid (lat nucleus Kern) n: Nuklid*, das beim radioaktiven Zerfall eines Mutternuklids* entsteht; es kann stabil sein oder seinerseits weiter zerfallen (radioaktive Zerfallsreihe*).

Toxizität (gr toxon Pfeilgift) f: Giftigkeit, gesundheitsschädigende Wirkung; i. d. R. bezogen auf chemische Substanzen und physikalische Faktoren. T. ist grundsätzlich eine Frage der Dosis*. Angegeben wird die T. (meist in mg) bezogen auf das Körpergewicht oder die Körperoberfläche. Unterschieden werden:

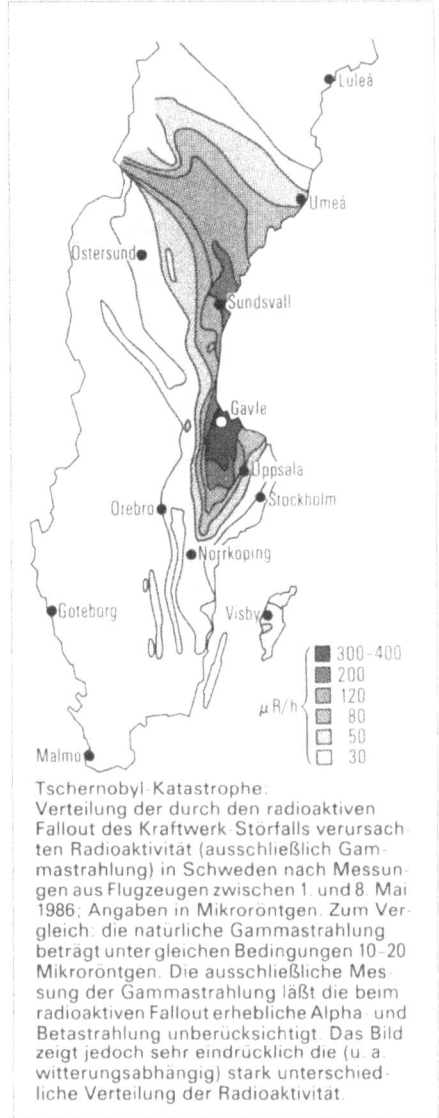

Tschernobyl-Katastrophe: Verteilung der durch den radioaktiven Fallout des Kraftwerk-Störfalls verursachten Radioaktivität (ausschließlich Gammastrahlung) in Schweden nach Messungen aus Flugzeugen zwischen 1. und 8. Mai 1986; Angaben in Mikroröntgen. Zum Vergleich: die natürliche Gammastrahlung beträgt unter gleichen Bedingungen 10-20 Mikroröntgen. Die ausschließliche Messung der Gammastrahlung läßt die beim radioaktiven Fallout erhebliche Alpha- und Betastrahlung unberücksichtigt. Das Bild zeigt jedoch sehr eindrücklich die (u. a. witterungsabhängig) stark unterschiedliche Verteilung der Radioaktivität.

akute und chronische T. (LD), Organtoxizität*, Karzinogenität*, Mutagenität*, pränatale T. (Teratogenität*); vgl. Gifte, Dosis/Wirkungsbeziehungen, Risikoabschätzung, toxikologische.

Trans|urane n pl: syn. Uranoide; sämtliche, im Periodensystem* der Elemente hinter dem Uran*, Ordnungszahl 92, stehenden Elemente der Ordnungszahlen 93 - 103 (Np, Pu, Am, Cm, Bk, Cf, Es, Fm, Md, No, Lr); sie bilden eine Untergruppe der Actinoide*.

Treffer|theorie (gr theoria Anschauung) f: Begriff aus der Radiologie, vorzugsweise be-

züglich Strahlentherapie[*] u. Strahlenschäden*; gemeint ist der Tatbestand, daß Zell-
schädigungen durch Strahlung nur durch Absorption der ionisierenden Strahlenenergie in
ganz eng begrenzten selektiven Zellstrukturen
erfolgt, sozusagen nur durch einen Treffer an
der empfindlichsten Stelle, d. h. innerhalb der
Chromosomen[*]. Allgemein als richtige
Theorie anerkannt, wenn auch eine experimentelle Bestätigung weiterhin fehlen wird.

Triage: Zuordnung zu Gruppen, Auswahl;
i. e. S. Einteilen von Verletzten unter Kriegs-
oder Katastrophenbedingungen und bei nicht
hinreichend gewährleisteter medizinischer
Versorgung nach zunehmender Verletzungs-
schwere, wobei das Ziel verfolgt wird, verfüg-
bare Behandlungskapazität denjenigen Patienten bevorzugt zukommen zu lassen, deren
Überlebenschancen durch die Behandlung am
wahrscheinlichsten verbessert werden. Vgl.
[Gesundheitssicherstellungsgesetz].

Tritium (gr tritos Dritter) n: instabiles, unter
Bildung des Tochternuklids* Helium-3 und
Emission von Betastrahlung* (max. 17,9 keV)
zerfallendes Isotop des Wasserstoff*; physikalische Halbwertzeit* 12,26 Jahre; **Verwendung:** (med.) zu Therapie- und Diagnosezwek-
ken, insbesondere zur radioaktiven Markierung von Arzneimitteln und Testsubstanzen;
in der (kernphysik.) Technik; vgl. Deuterium.

Tschernobyl-Kata|strophe: nicht be-
herrschter Störfall (Super-GAU; s. GAU) in ei-
nem sowjetischen Atomreaktor* vom Typ
RBMK (s. Reaktortypen) bei Tschernobyl
(Ukraine, UdSSR) im April 1986. Nach einer
Explosion im Reaktorkern geriet das als Mo-
derator* verwendete Graphit in Brand; beide
Ereignisse führten zur Freisetzung erhebli-
cher Mengen von Radioaktivität als direkte
Strahlung und v. a. als radioaktiver Fallout*.
Die Äquivalenzdosisleistung* im Umkreis des
Reaktors betrug (nach unbestätigten sowjetischen Angaben und Schätzungen westlicher
Experten) auch Tage nach dem Störfall noch
einige 100 rem/h; die insgesamt freigesetzte
Radioaktivität übertrifft diejenige der Atom-
waffenangriffe auf Hiroshima und Nagasaki
vermutlich mindestens um den Faktor 10^2,
möglicherweise um den Faktor 10^3 (genaue
Angaben sind allerdings derzeit nicht verfügbar). In der Folge der T.-K. sind weite Landstri-
che in der Umgebung des Atomreaktors als
langfristig verseucht zu betrachten, das Ausmaß der gesundheitlichen Schäden bei der Bevölkerung in der Umgebung des Reaktors und
in den vom Fallout betroffenen Gebieten in
Mitteleuropa ist derzeit noch kaum überseh-
bar. Vgl. Strahlenrisiko, Harrisburg-Unfall,
Windscale-Unfall.

U

Überwachungs|bereich: s. Strahlenschutzbereiche.

Ultra|harte Strahlen (lat ultra darüber hinaus): Röntgenstrahlung* mit einer Photonengrenzenergie oberhalb 1000 keV (s. Strahlenqualität); wird zur Anwendung in der Strahlentherapie[*] mit Teilchenbeschleunigern* erzeugt.

Ultra|violett|strahlung: syn. Ultraviolettlicht, UV-Licht, UV-Strahlung; derjenige Spektralbereich der elektromagnetischen* Wellen, der sich in Richtung kleinerer Wellenlängen (höherer Frequenzen) an den blau-violetten Bereich des sichtbaren Lichts anschließt. Man unterscheidet: **UV-A** (315-400 nm, sog. Bräunungsstrahlung); **UV-B** (280-315 nm, sog. Dorno-Strahlung; erythemerzeugend, bewirkt Vitamin-D-Photosynthese); **UV-C** (100-280 nm, bewirkt Erythem, Konjunktivitis u. a., wird weitgehend in der Atmosphäre absorbiert). UV-Strahlung wird nicht mehr als Licht wahrgenommen. Sie hat biologisch u. medizinisch deshalb eine große Bedeutung, da die den einzelnen UV-Quanten innewohnende Energie (einige eV) bereits imstande ist, biochemische Veränderungen und damit biologische Wirkungen hervorzurufen, insbes. UV*-Schäden. Vgl. [Rachitis], [Xeroderma pigmentosum].

Umgebungs|strahlung: s. Strahlenexposition, natürliche.

Unfall, größter anzunehmender: s. GAU.

Uptake (engl): (nuklearmed.) Aufnahme eines Radionuklids (Inkorporation*) und dessen Anreicherung in best. Organen oder Kompartimenten; die Bestimmung des U. ist eine wichtige Meßgröße der nuklearmed. Funktionsdiagnostik.

Uran (gr ouranos Himmel) n: chemisches Symbol U, Ordnungszahl 92, relative Atommasse 238,029, 4- und 6-, selten 2-, 3- und 5wertiges radioaktives Schwermetall der Actinoide* (s. Periodensystem der Elemente); biologische Halbwertzeit* bezogen auf Knochen 300, auf verschiedene andere kritische Organe 15 und auf den ganzen Körper durchschnittlich 100 Tage. Natürlich in der Pechblende vorkommend (darin zu 0,7% das spaltbare Isotop U-235). Nach einem Neutronenbeschuß kann über den Vorgang der Kernspaltung* eine Kettenreaktion* zustandekommen; ferner kann in nicht-spaltbarem U z. T. Plutonium* erzeugt werden.

Uran-239 n: [239]U; instabiles, unter Bildung des instabilen Tochternuklids* Neptunium*-239 und Emission von Betastrahlung*, Gammastrahlung* und K*-Strahlung zerfallendes Isotop des Uran*; physikalische Halbwertzeit* 23,5 Minuten; **Verwendung:** in der (kernphysik.) Forschung und Technik. U-239 kommt in der Natur vor (s. Strahlenexposition, natürliche) und gehört zu den bei der Kernspaltung* freigesetzten flüchtigen oder bedingt flüchtigen Radionukliden*.

UV-Schäden: durch Einwirkung von Ultraviolettstrahlung* induzierte Veränderungen zellulärer Moleküle (Proteine[*] und Nukleinsäuren[*]) infolge Absorption* der Energie der UV-Quanten (einige eV) in bestimmten Chromophoren. Im Gegensatz zu ionisierender* Strahlung besitzt UV-Strahlung keine indirekte Strahlenwirkung*; biologisch relevante UV-Dosen führen nicht zu Strangbrüchen der DNA[*].

Hinsichtlich der Auslösung biologischer Effekte am bedeutsamsten ist die UV-induzierte Bildung von stabilen Dimeren der Pyrimidinbasen[*] durch Verschmelzung benachbarter Pyrimidin-Reste (am häufigsten Thymin-Thymin-Dimere), wodurch es zur Behinderung der Transkription[*], später auch der Reduplikation[*] kommen kann. Zur Behebung dieser UV-Schäden verfügen Zellen über besondere enzymatische Reparatursysteme*. Bei Xeroderma[*] pigmentosum (s. Abb.) ist wahrscheinlich die sog. Ausschnittsreparatur durch Funktionsstörung der Endonuklease beeinträchtigt.

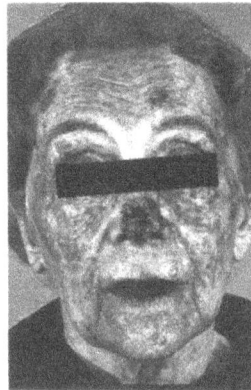

UV-Schaden:
Hautveränderungen bei Xeroderma pigmentosum (angeborene Fehlfunktion des DNA-Reparatursystems infolge Mangel an DNA-Endonuklease).

V

Verdoppelungs|dosis (gr dosis Gabe) f: tierexperimentell diejenige Dosis* ionisierender* Strahlung, die die spontane Mutationsrate gerade verdoppelt; bei Drosophila u. der Maus in der Größenordnung von 50 rem bei akuter Bestrahlung. Vgl. Gonadendosis.

Vernichtungs|strahlung: syn. Annihilationsstrahlung; elektromagnetische Wellenstrahlung (Gammastrahlung*), die bei der Zerstrahlung eines Teilchen/Antiteilchen-Paares (z. B. Elektron und Positron) entsteht (Paarvernichtung). Dabei wandelt sich die gesamte Ruhemasse m der beiden Korpuskeln* gemäß der Einstein-Gleichung $E = m \cdot c^2$ in die Energie E zweier Gammaquanten (je 511 keV) um.

Verschmelzung: s. Fusionsprozeß.

Verseuchung, radio|aktive (lat radius Strahl; actio Handlung): s. Kontamination.

Volum|dosis (lat volumen Rauminhalt; gr dosis Gabe) f: syn. Integraldosis*.

W

Wasser|stoff|bombe: s. Kernwaffentypen.

Wechsel|wirkungs|pro|zesse m pl: Wechselwirkung von Strahlung mit Materie; 1. W. von ionisierender Photonenstrahlung mit Materie (Röntgenstrahlung*, Gammastrahlung*). Man unterscheidet nach dem Auftreten mit steigender Photonenenergie geordnet: a) klassische Streuung (nur geringe medizinische Bedeutung); b) Photoeffekt*; c) Compton*-Effekt; d) Paarbildung*; e) Kernphotoeffekt*. 2. W. von energiereicher Elektronenstrahlung mit Materie. Energiereiche Elektronen* können von einem Beschleuniger produziert, beim Beta*-minus-Zerfall emittiert oder als Sekundärelektronen* nach einer Photonenwechselwirkung erzeugt wrden. Sie können ihre Energie entweder durch a) Stoßbremsung (Übertragung der Energie durch Ionisierung* der Atome des Absorbermaterials) oder b) durch Strahlungsbremsung (Erzeugung von Bremsstrahlung im Kernfeld des Absorbermaterials) abgeben.

Weiche Strahlung: Röntgenstrahlung* mit Erzeugungsspannung unter 100 kV; s. Strahlenqualität.

Wellen: (physik.) zeitlich und räumlich periodischer Vorgang, bei dem Energie* transportiert wird; es gibt u. a. mechanische* und elektromagnetische* Wellen; zu den mechanischen W. gehören z. B. Schall[*] und Ultraschall[*]. Eine Welle wird charakterisiert durch ihre Amplitude, ihre Frequenz ν, ihre Wellenlänge λ, sowie ihre Ausbreitungsgeschwindigkeit c. Zwischen den drei letzten Größen besteht die Beziehung

$$c = \lambda \cdot \nu$$

Wiederaufbereitungs|anlage: In der W. werden verbrauchte Brennelemente (s. Brennmaterialien) aus Kernkraftwerken (s. Atomreaktor) aufbereitet mit dem Ziel, das nicht verbrauchte Uran (z. B. ca. 1% U-235 nach drei Jahren Betriebszeit bei Leichtwasserreaktoren) für eine Wiederverwendung zurückzugewinnen, das auch in thermischen Reaktoren neu gebildete Plutonium (ca. 1%) als Brennstoff zu gewinnen und die hochaktiven Spaltprodukte abzutrennen. **Verfahren:** Nach einer mechanischen Zerkleinerung der Brennstäbe werden die Spaltstoffe und die Spaltprodukte in heißer Salpetersäure gelöst und in einer anschließenden Solventextraktion in die Bestandteile U, Pu und Spaltprodukte getrennt. Für Brennelemente aus Leichtwasserreaktoren wird das PUREX-Verfahren (Abk. für **P**lutonium-**U**ranium-**Re**covery by **Ex**traction; Verwendung von organischem Tributylphosphat in Kerosin als Lösungsmittel) angewendet. Neben der Spaltproduktlösung fallen weitere radioaktive Abfallprodukte an (u. a. Brennelementhülsen, Abgas mit radioaktivem Jod und Krypton, tritiumhaltiges Wasser), die für eine Endlagerung konditioniert werden müssen (radioaktiver Abfall*). Großtechnische kommerzielle W.n sind in England (Sellafield) und in Frankreich (Cap de la Hague) in Betrieb. Demonstrationsanlagen befinden sich in Belgien (Mol), in der Bundesrepublik Deutschland (Karlsruhe) und in Süditalien.

Windscale-Unfall: nicht beherrschter Störfall (Super-GAU; s. GAU) in einem militärischen, zur Produktion von Plutonium bestimmten britischen Atomreaktor* vom Gas-Graphit-Typ bei Windscale im Oktober 1957. Im Rahmen von Wartungsarbeiten geriet das als Moderator* verwendete Graphit in Brand; dabei wurde nach offiziellen Angaben eine Aktivität* von mindestens $7{,}4 \cdot 10^{14}$ Bq (20 000 Ci) allein an Jod*-131 freigesetzt, mehrere Millionen Liter Milch wurden ungenießbar. Der Reaktor wurde nach dem Störfall stillgelegt, die Anlage später umbenannt (Sellafield). Angaben über Gesundheitsschäden in der Bevölkerung sind nicht verfügbar. Vgl. Strahlenrisiko, Tschernobyl-Katastrophe, Harrisburg-Unfall.

Wirkungs|quantum (lat quantum Menge) n: s. Planck-Wirkungsquantum.

Wischprobe: Verfahren zur indirekten Bestimmung der Kontamination* von Oberflächen, bei dem nach (feuchtem oder trockenem) Abwischen einer definierten Fläche der kontaminierten Gegenstände die am verwendeten Material (Filterpapier o. ä.) anhaftende Radioaktivität* außerhalb des kontaminierten Bereichs (indirekt) gemessen und (unter Berücksichtigung eines empirisch ermittelten Entnahmefaktors) das Ausmaß der Kontamination bestimmt werden kann. Die W. dient u. a. zur Kontrolle einer Dekontaminationsmaßnahme; vgl. Dekontamination, Strahlenschutzverordnung.

X

Xenon n: chemisches Symbol Xe, Ordnungszahl 54, relative Atommasse 131,30, Edelgas; **Verwendung:** (kernphysik.) als inertes Schutzgas in kerntechnischen Geräten und Anlagen; (industriell) v. a. als Bestandteil von Leuchtstoffröhren.

Xenon-131m n: ^{131m}Xe; aus dem Mutternuklid* Jod*-131 entstandenes, instabiles, unter Bildung des Tochternuklids* Xenon-131 und Emission von Gammastrahlung* und K*-Strahlung zerfallendes Isotop des Xenon*; physikalische Halbwertzeit* 12 Tage; **Verwendung:** in der (kernphysik.) Forschung; Xe-131m gehört zu den bei der Kernspaltung* freigesetzten flüchtigen oder bedingt flüchtigen Radionukliden*.

Xenon-133 n: ^{133}Xe; aus dem Mutternuklid* Jod-133 bzw. Xenon*-133m entstandenes, instabiles, unter Bildung des Tochternuklids* Caesium-133 und Emission von Betastrahlung*, Gammastrahlung* und K*-Strahlung zerfallendes Isotop des Xenon*; physikalische Halbwertzeit* 5,4 Tage; **Verwendung:** (med.) zu Diagnosezwecken; Xe-133 gehört zu den bei der Kernspaltung* freigesetzten flüchtigen oder bedingt flüchtigen Radionukliden*.

Xenon-133m n: ^{133m}Xe; instabiles, unter Bildung des instabilen Tochternuklids* Xenon*-133 und Emission von Gammastrahlung* und K*-Strahlung zerfallendes Isotop des Xenon*; physikalische Halbwertzeit* 2,2 Tage; Xe-133m gehört zu den bei der Kernspaltung* freigesetzten flüchtigen oder bedingt flüchtigen Radionukliden*.

Xenon-135 n: ^{135}Xe; aus dem Mutternuklid* Jod-135 bzw. Xenon*-135m entstandenes, instabiles, unter Bildung des instabilen Tochternuklids* Caesium-135 und Emission von Betastrahlung*, Gammastrahlung* und K*-Strahlung zerfallendes Isotop des Xenon*; physikalische Halbwertzeit* 9,1 Stunden; Xe-135 gehört zu den bei der Kernspaltung* freigesetzten flüchtigen oder bedingt flüchtigen Radionukliden*.

Xenon-135m n: ^{135m}Xe; aus dem Mutternuklid* Jod-135 entstandenes, instabiles, unter Bildung des instabilen Tochternuklids* Xenon*-135 und Emission von Gammastrahlung* und K*-Strahlung zerfallendes Isotop des Xenon*; physikalische Halbwertzeit* 15,6 Minuten: Xe-135m gehört zu den bei der Kernspaltung* freigesetzten flüchtigen oder bedingt flüchtigen Radionukliden*.

Xenon-138 n: ^{138}Xe; aus dem Mutternuklid* Jod-138 entstandenes, instabiles, unter Bildung des instabilen Tochternuklids* Caesium-138 und Emission von Betastrahlung* und Gammastrahlung* zerfallendes Isotop des Xenon*; physikalische Halbwertzeit* 17 Minuten; Xe-138 gehört zu den bei der Kernspaltung* freigesetzten flüchtigen oder bedingt flüchtigen Radionukliden*.

X-Strahlen: ursprünglich von W. C. Röntgen gewählte, in vielen Ländern noch übliche Bez. für die von ihm entdeckte u. später nach ihm benannte Röntgenstrahlung* (z. B. engl X-rays).

Y

Yttrium n: chemisches Symbol Y, Ordnungszahl 39, relative Atommasse 88,91, 3wertiges Leichtmetall Erden (s. Periodensystem der Elemente); biologische Halbwertzeit* bezogen auf Knochen $1,8 \cdot 10^4$ und auf den ganzen Körper durchschnittlich $1,4 \cdot 10^4$ Tage. MAK[*]-Wert für sämtliche Y-Verbindungen 5 mg Y/m^3.

Yttrium-90 n: ^{90}Y; aus dem Mutternuklid* Strontium*-90 entstandenes, instabiles, unter Bildung des Tochternuklids* Zirkonium-90 und Emission von Betastrahlung* zerfallendes Isotop des Yttrium*; physikalische Halbwertzeit* 2,67 Tage; **Verwendung:** (med.) zu therapeutischen Zwecken in der Nuklearmedizin*.

Yttrium-91 n: ^{91}Y; aus dem Mutternuklid* Strontium-91 entstandenes, instabiles, unter Bildung des Tochternuklids* Zirkonium-91 und Emission von Betastrahlung* und Gammastrahlung* zerfallendes Isotop des Yttrium*; physikalische Halbwertzeit* 58,8 Tage; **Verwendung:** zu (kernphysik.) Forschungszwecken.

Zählrohr: gasgefüllter Detektor für den Nachweis und die Analyse von ionisierender* Strahlung vorzugsweise angewendet in der Strahlenschutz-Meßtechnik; in der nuklearmed. Meßtechnik inzwischen vollständig ersetzt durch den Szintillationszähler*. **Prinzip:** Ein in ein Z. einfallendes Teilchen oder Gammaquant erzeugt entweder direkt oder über Sekundärprozesse (Photoeffekt*, Compton*-Effekt oder Paarbildung*) eine von der Strahlungsart und ihrer Energie abhängige Zahl elektrischer Ladungsträger, die durch Stoßionisation in der Gasfüllung des Strahlungsdetektors vervielfacht werden (Gasverstärkung). Diese meßbaren Ladungsimpulse werden in Spannungsimpulse umgewandelt und einer elektronischen Registriereinrichtung zugeführt. Beim **Proportionalzählrohr** wird die Z.spannung so eingeregelt, daß die Gasverstärkung im Proportionalbereich bleibt, d. h. die Anzahl der Sekundärelektronen* ist proportional der Primärelektronenanzahl. Dieses Z. eignet sich besonders zur Energiebestimmung und zur Teilchenunterscheidung. Mit dem **Geiger-Müller-Zählrohr** gelingt es dagegen, selbst Teilchen mit geringer Ionisationswahrscheinlichkeit zu registrieren. Ein einziges Primärelektron reicht aus, um eine Gasentladung auszulösen. Bei dieser Betriebsart geht allerdings der lineare Zusammenhang zwischen Primärionisation und Z.amplitude verloren. Für die Messung kleinster, oberflächlicher Kontaminationen am Arbeitsplatz, an Haut oder Kleidung werden **Großflächenzählrohre** mit dünnen Fenstern von mehreren 100 cm² Fläche eingesetzt.

Zeit/Aktivitäts|kurven: (lat actio Handlung): (nuklearmed.) graphische Darstellung der in einem Organ oder Verteilungsraum gemessenen zeitlichen Änderung der Konzentration (Aktivität*) eines Radiopharmakons; u. a. bei kardiologischen Untersuchungen der Hämodynamik (Kreislaufzeiten, Herzminutenvolumen), in der Nieren[*]-Diagnostik (Isotopen[*]-Nephrogramm); vgl. Radiopharmaka.

Zerfalls|arten: s. Alphazerfall, Beta-minus-Zerfall, Beta-plus-Zerfall, Elektroneneinfang, Gammazerfall.

Zerfalls|gesetz: Gesetz der radioaktiven Umwandlung; s. Radioaktivität.

Zerfalls|kon|stante (lat constare feststehen) f: Symbol λ, (physik.) reziproker Wert der mittleren Lebensdauer eines radioaktiven Elements (eine Proportionalitätskonstante); die mittlere Lebensdauer entspricht der Zeit, in der die Anzahl der ursprünglich vorhandenen Atome inf. der radioaktiven Umwandlung

der Kerne auf den Bruchteil 1 : e (1 : 2,7 ≈ 0,37) abgenommen hat. Die Z. hängt mit der physikalischen Halbwertzeit* T_{phys} wie folgt zusammen:

$$\lambda = \frac{\ln 2}{T_{phys}}$$

Zerfalls|reihe: die sich ergebende Folge von Radionukliden*, die durch radioaktiven Zerfall einer langlebigen Muttersubstanz (Mutternuklid*) schrittweise nacheinander entstehen (radioaktive Familie). Alle Z.n enden bei einem stabilen Pb- bzw. Bi-Isotop. Die einzelnen Komponenten der Z. können unterschiedliche Zerfallsarten und v. a. sehr unterschiedliche Halbwertzeiten besitzen. Es gibt 3 große **natürliche Z.n: 1.** die Uran-Radium-Z. ($^{238}_{92}$ U bis $^{206}_{82}$ Pb); **2.** die Uran-Actinium-Z. ($^{235}_{92}$ U bis $^{207}_{82}$ Pb); **3.** die Thorium-Z. ($^{232}_{90}$ Th bis $^{208}_{82}$ Pb); s. 3 umseitige Abb. Dazu die **künstliche** Plutonium-Neptunium-Z. ($^{241}_{94}$ Pu bis $^{209}_{83}$ Bi); s. a. Tochternuklid.

Zink n: chemisches Symbol Zn, Ordnungszahl 30, relative Atommasse 65,38, 3wertiges Metall, Spurenelement; 3 - 4 g im menschlichen Körper, Tagesbedarf ca. 20 mg; beruhigende Wirkung auf das ZNS; Bestandteil des Insulins und der Carboanhydrase. Der **Norm-**

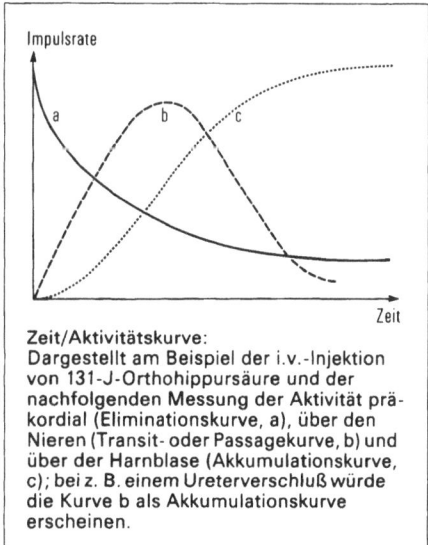

Zeit/Aktivitätskurve:
Dargestellt am Beispiel der i.v.-Injektion von 131-J-Orthohippursäure und der nachfolgenden Messung der Aktivität präkordial (Eliminationskurve, a), über den Nieren (Transit- oder Passagekurve, b) und über der Harnblase (Akkumulationskurve, c); bei z. B. einem Ureterverschluß würde die Kurve b als Akkumulationskurve erscheinen.

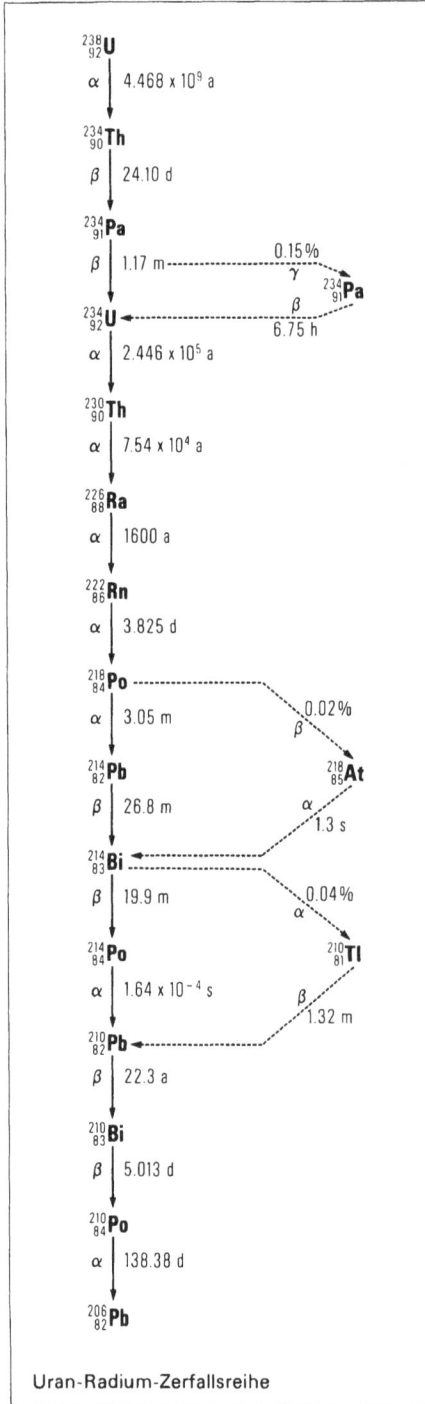

Uran-Radium-Zerfallsreihe

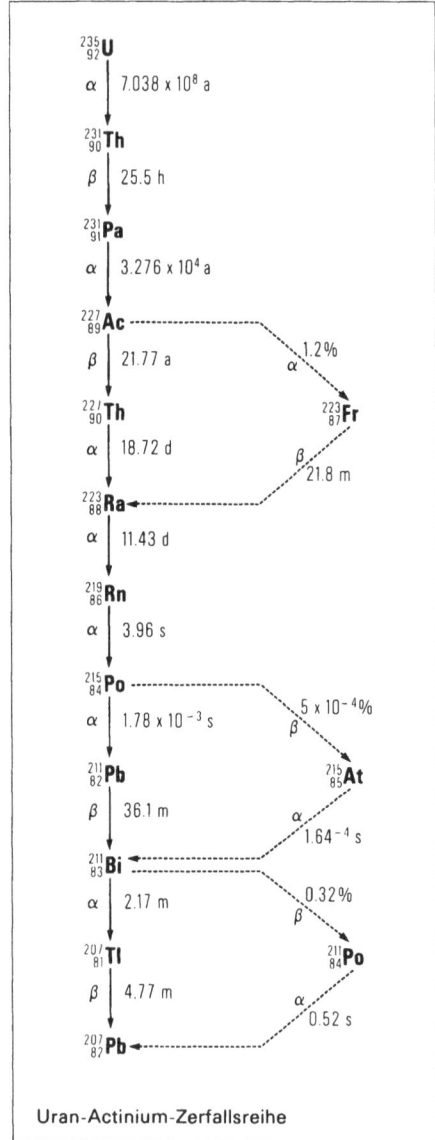

Uran-Actinium-Zerfallsreihe

bereich im Blutplasma beträgt 11 - 17 µmol/l (70 - 110 µg/dl) bei normalem Albuminspiegel. Die bei experimentellem **Zinkmangel** an Versuchstieren beobachteten Symptome ließen sich beim Menschen nicht nachweisen. Obwohl ein günstiger Einfluß von Z. auf die Wundheilung als gesichert gilt, gibt es keine Hinweise für einen Z.mangel bei verzögerter Wundheilung; **Verwendung:** (technisch) in der Metallurgie als Rostschutz (Verzinken); Z.sulfid ZnS zeigt Phosphoreszenz und wird zur Sichtbarmachung von Röntgenstrahlung ver-

$^{236}_{92}$U

α | 2.342 x 10^7 a

$^{232}_{90}$Th

α | 1.405 x 10^{10} a

$^{228}_{88}$Ra

β | 5.75 a

$^{228}_{89}$Ac

β | 6.13 h

$^{228}_{90}$Th

α | 1.913 a

$^{224}_{88}$Ra

α | 3.66 d

$^{220}_{86}$Rn

α | 55.6 s

$^{216}_{84}$Po

α | 0.15 s   0.01% β

$^{212}_{82}$Pb $^{216}_{85}$At

β | 10.64 h   α ~3 x 10^{-4} s

$^{212}_{83}$Bi   36.2%

β | 60.60 m   α

$^{212}_{84}$Po $^{208}_{81}$Tl

α | 3.0 x 10^{-7} s   β 3.1 m

$^{208}_{82}$Pb

Thorium-Zerfallsreihe

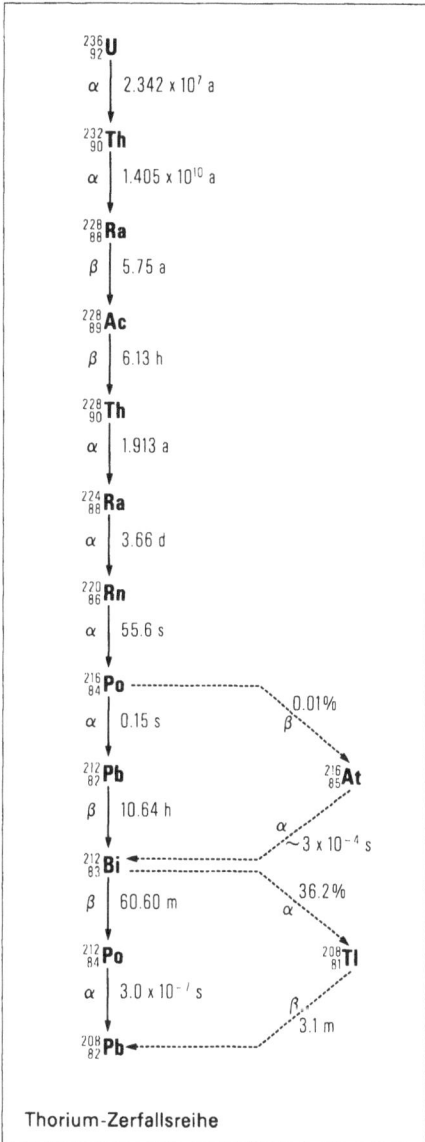

wendet. Biologische Halbwertzeit* bezogen auf Knochen 1300, auf Muskelgewebe 1959, auf verschiedene kritische Organe 14 - 150 u. auf den ganzen Körper durchschnittlich ca. 933 Tage. Salze finden in der Augenheilkunde, Dermatologie u. Urologie als Adstringenzien Verwendung, Mittel der Wahl bei Acrodermatitis enteropathica.

Zink-65 n: ^{65}Zn; aus Mutternuklid* Gallium-65 entstandenes, instabiles, unter Bildung des Tochternuklids* Kupfer-65 und Emission von Betastrahlung*, Gammastrahlung* und K*-Strahlung zerfallendes Isotop des Zink*; physikalische Halbwertzeit* 246 Tage; **Verwendung:** (med.) zu Diagnosezwecken; in der (kernphysik.) Forschung; Zn-65 gehört zu den bei der Kernspaltung* freigesetzten flüchtigen oder bedingt flüchtigen Radionukliden*.

Zinn n: chemisches Symbol Sn (Stannum), Ordnungszahl 50, relative Atommasse 118,70, 2- u. 4wertiges, silberweiß glänzendes, bei 232°C schmelzendes, sehr dehnbares (Zinnfolie, Stanniol) Schwermetall (spezifisches Gewicht 7,28 g/cm^3); biologische Halbwertzeit* bezogen auf Knochen 70, auf verschiedene andere kritische Organe 70 und auf den ganzen Körper durchschnittlich 35 Tage. Physiologisches Vorkommen im Tier- und Pflanzenreich nicht bekannt.

Zinn-119m n: ^{119m}Sn; aus den Mutternukliden Indium-119 und Antimon-119 entstandenes, instabiles, unter Bildung des Tochternuklids* Zinn-119 und Emission von Gammastrahlung* und K*-Strahlung zerfallendes Isotop des Zinn*; physikalische Halbwertzeit* 245 Tage; **Verwendung:** zu (kernphysik.) Forschungszwecken.

Zinn-123 n: ^{123}Sn; aus dem Mutternuklid* Indium-123 entstandenes, instabiles, unter Bildung von Antimon-123 und Emission von Betastrahlung* und Gammastrahlung* zerfallendes Isotop des Zinn*; physikalische Halbwertzeit* 129 Tage.

Zirkonium n: chemisches Symbol Zr, Ordnungszahl 40, relative Atommasse 91,22, 2-, 3- und 4wertiges Metall; biologische Halbwertzeit bezogen auf Knochen 1000, auf verschiedene andere kritische Organe 300 - 900 und auf den ganzen Körper durchschnittlich 450 Tage. Z.phosphat ist von medizinischer Bedeutung als Bestandteil der sog. REDY-Niere (Abk. für recirculating dialysate system); in verschiedenen Verbindungen absorbiert Zr u. a. Ammoniak, Kalzium, Magnesium, Kalium und Fluor.

Zirkonium-95 n: ^{95}Zr; aus dem Mutternuklid* Yttrium-95 entstandenes, instabiles, unter Bildung des instabilen Tochternuklids* Niob*-95 und Emission von Betastrahlung* und Gammastrahlung* zerfallendes Isotop des Zirkonium*; physikalische Halbwertzeit* 65,5 Tage; **Verwendung:** zu (kernphysik.) Forschungszwecken. Zr-95 gehört zu den bei der Kernspaltung* freigesetzten flüchtigen oder bedingt flüchtigen Radionukliden*.

Zusammenstöße, elastische, unelastische (gr elastikos dehnbar): Wechselwirkungsprozesse* zwischen Korpuskeln* und Materie; dabei wird bei **elastischen Stößen** keine Energie übertragen, sondern nur die Flugrichtung der Korpuskeln geändert (Streuung), bei **unelastischen Stößen** mindestens ein Teil der Energie der Korpuskeln auf das Material übertragen (Absorption*).

Zyklotron (gr kyklos Kreis) n: Anlage zur Beschleunigung von Ionen* auf sehr hohe Energie. Die aus einer Ionenquelle stammenden Ionen werden durch ein homogenes Magnetfeld innerhalb von zwei halbkreisförmigen hochevakuierten flachen Metallkästen auf

Zyklotron

spiralförmiger Bahn geführt und durch ein hochfrequentes elektrisches Feld zwischen den Kästen bei jedem Umlauf beschleunigt.

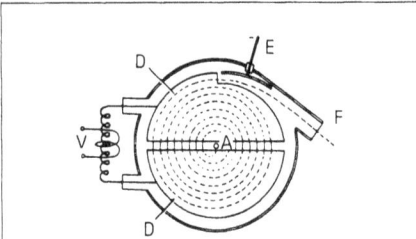

Prinzip des Zyklotrons:
Bei A erzeugte Ionen werden in einem Magnetfeld, dessen Feldlinien senkrecht zur Zeichenebene verlaufen, innerhalb der Hohlelektroden D auf einer Spiralbahn durch das hochfrequente elektrische Wechselfeld V beschleunigt. Durch die Elektrode E werden sie durch das Fenster F nach außen gelenkt.

Die dadurch erzielbare Energie kann die angelegte Spannung um ein Vielfaches übersteigen. Ab 30 bis 40 MeV bedingt die relativistische Massenzunahme der Elektronen*, daß die Frequenz des beschleunigenden Feldes nicht mehr mit der Umlaufgeschwindigkeit der Ionen zusammenpaßt. Im **Synchro-Z.** werden die Frequenz der Beschleunigungsspannung und die Stärke des Magnetfelds der relativistischen Verzögerung der Ionen zeitlich angepaßt, so daß grundsätzlich bis zu beliebig hohen Energien weiterbeschleunigt werden kann (Korpuskularstrahlen mit Alphateilchen* und Protonen* bis zu 400 MeV). Noch höhere Teilchenenergie (Elektronen und Protonen*) erzeugt man mit dem **Synchrotron.** Sog. **Kompaktzyklotrone** mit niedrigerer Teilchenenergie werden in der Medizin u. a. angewendet zur Erzeugung kurzlebiger Radionuklide*, bei Durchführung der inaktiven Tracertechnik mit anschließender Aktivierung (metabolische, toxikologische und pharmakologische Untersuchungen), In-vivo-Aktivierungsanalysen (induzierte γ-Aktivität läßt Aussagen über Funktion eines Organs zu).

Quellenhinweise zu den Abbildungen

Die Redaktion dankt den nachfolgend aufgeführten Wissenschaftlern, Institutionen und Verlagen für die freundliche Überlassung von Abbildungsvorlagen und weist gleichzeitig darauf hin, daß die Angabe der Quelle jeweils ausschließlich die Abbildungen und nicht unbedingt die dazugehörigen Stichwort-Texte betrifft. Soweit Abbildungen aus früheren Auflagen des Klinischen Wörterbuchs übernommen oder geringfügig verändert wurden, erfolgt die Angabe der Quelle meist in der bisher üblichen, abgekürzten Form unter ausschließlicher Nennung der Autorennamen.

Autoradiographie
Sammlung Dr. H. Ibelgaufts, München
Sammlung Dr. H. Kress, Institut für Zoologie der LMU, München
Bioakkumulation
Sammlung Prof. Dr. med. Dr. rer. nat. E.H. Graul, Institut für Environtologie und Nuklearmedizin der Universität Marburg/L.
Dekorporation
Bukhtoyarova, E. M. et al.: Vopr. Onkol. 14:71-76 (1968) nach Volf, V.: Behandlungsmöglichkeiten bei Inkorporation von Radionukliden. In: Kriegel, H. (Hrsg.): Handbuch der Nuklearmedizin. Band 1/1: Grundlagen der Nuklearmedizin, S. 440. Stuttgart: G. Fischer, 1985
Dosis
nach Forth, W.; Henschler, D.; Rummel, W. (Hrsg.): Allgemeine und spezielle Pharmakologie und Toxikologie. 2. Aufl. Mannheim: Bibliographisches Institut, 1977
Dosis-Wirkungsbeziehungen
nach E. H. Graul
Elimination
nach Pabst et al., zit. in: Stieve, F.-E.; Möhrle, G.: Strahlenschutzkurs für ermächtigte Ärzte (Spezialkurs). Berlin: H. Hoffmann, 1979
Fallout
modifiziert nach Lindop, P.J.; Rotblat, J.: Die Folgen des radioaktiven Fallout. In: Chivian, E. et al. (Hrsg.): Last Aid, S. 245-275. Neckarsulm: Jungjohann, 1985
Filmdosimeter
nach Laubenberger, Th.: Technik der medizinischen Radiologie. 4., überarbeitete Auflage. Köln: Deutscher Ärzte-Verlag, 1986
Füllhalterdosimeter
nach Stiewe, F.-E.; Möhrle, G.: Strahlenschutzkurs für ermächtigte Ärzte (Spezialkurs). Berlin: H. Hoffmann, 1979
Gewebe-Eindringtiefe
nach K. Rach
Halbwertzeit
nach Stolz, W.: Messung ionisierender Strahlung. Weinheim: Physik Verlag und VCH, 1985
Inkorporation
nach Stiewe, F.-E.; Möhrle, G.: Strahlenschutzkurs für ermächtigte Ärzte (Spezialkurs). Berlin: H. Hoffmann, 1979 (2 Abb.)
Karzinogenese, strahleninduzierte
Knochenaffine Elemente

Sammlung Prof. Dr. med. Dr. rer. nat. E.H. Graul, Institut für Environtologie und Nuklearmedizin der Universität Marburg/L.
Leukämie, strahleninduzierte
nach Ohkita, T.: Medizinische Spätfolgen in Hiroshima und Nagasaki. In: Chivian, E. et al. (Hrsg.): Last Aid, S. 93-106. Neckarsulm: Jungjohann, 1985
Linearbeschleuniger
modifiziert nach Laubenberger, Th.: Technik der medizinischen Radiologie. 4., überarbeitete Auflage. Köln, Deutscher Ärzte-Verlag, 1986
Prozesse, nicht-stochastische
nach Fritz-Niggli, H.: Beiträge der Strahlenforschung zum medizinischen Strahlenschutz in der Praxis. In: Ladner, H.-A. et al. (Hrsg.): Strahlenschutz in Forschung und Praxis. Bd. 16: 25 Jahre medizinischer Strahlenschutz. Stuttgart: Thieme, 1985
Reparatursysteme
nach Hagen, U.: Grundlagen der Strahlenbiochemie. In: Kriegel, H. (Hrsg.): Handbuch der Nuklearmedizin. Bd. 1/1: Grundlagen der Nuklearmedizin, S. 293-310. Stuttgart: G. Fischer, 1985
Röntgenkastration
Sammlung Prof. Dr. med. G. E. Schubert, Dr. med. B.A. Bethke, Pathologisches Institut der Kliniken der Stadt Wuppertal
Sammlung Prof. Dr. med. R. Gossrau, Prof. Dr. med. J. Merker, Institut für Anatomie der Freien Universität Berlin
Strahlenbelastung
nach Fritz-Niggli, H.: Beiträge der Strahlenforschung zum medizinischen Strahlenschutz. In: Ladner, H.-A. et al. (Hrsg.): Strahlenschutz in Forschung und Praxis. Bd. 16: 25 Jahre medizinischer Strahlenschutz, S. 72-82. Stuttgart: Thieme, 1985
Strahlendermatitis
Sammlung Chefärztin Dr. med. G. Albrecht, Dermatologische Abteilung des Krankenhauses Berlin-Spandau
Strahlenfibrose
Strahlenkrebs
Sammlung Prof. Dr. med. F. Stein, Pathologisches Institut des Rudolf-Virchow-Krankenhauses, Berlin-Wedding
Strahlenschäden
Sammlung Chefärztin Dr. med. G. Albrecht,

83

Dermatologische Abteilung des Krankenhauses Berlin-Spandau
Strahlensyndrom
modifiziert nach Lindop, P.J.; Rotblat, J.: Die Folgen des radioaktiven Fallout. In: Chivian, E. et al. (Hrsg.): Last Aid, S.245-275. Neckarsulm: Jungjohann, 1985 (2 Abb.)
Strahlenwarnzeichen
nach DIN 25430, Deutsches Institut für Normung e.V., Berlin
Strahlenwirkung
nach Stieve, F.-E. (Hrsg.): Strahlenschutzkurs für ermächtigte Ärzte (Grundkurs). 3. Aufl. Berlin: H. Hoffmann, 1979
nach Fritz-Niggli, H.: Beiträge der Strahlenforschung zu medizinischen Strahlenschutz. In: Ladner, H.A. et al. (Hrsg.): Strahlenschutz in Forschung und Praxis. Bd.16: 25 Jahre medizinischer Strahlenschutz, S.72-82. Stuttgart: Thieme, 1985

Szintillationszähler
nach Berker, J. et al.: Kursus Radiologie und Strahlenschutz. 3. Aufl. Berlin: Springer, 1981
Tschernobyl-Katastrophe
nach Dagens Nyheter (Stockholm), Ausgabe vom 22.5.1986, S.2
UV-Schäden
Sammlung Chefärztin Dr. med. G. Albrecht, Dermatologische Abteilung des Krankenhauses Berlin-Spandau
Zeit/Aktivitätskurve
nach Adam, W.E.: Biologisch-pyhsikalische Grundlagen der nuklearmedizinischen Diagnostik. In: Kriegel et al. (Hrsg.): Handbuch der Nuklearmedizin. Bd.1/1: Grundl. d. Nuklearmedizin, S.329-341. Stuttgart: G. Fischer, 1985
Zyklotron
nach Rump

Quellenhinweise zu den Tabellen

Berufliche Strahlenexposition
nach Strahlenschutzverordnung, Anlage X, BGBl. I 1976, S. 2987
Deuterium
Hunnius Pharmazeutisches Wörterbuch. 6. Auflage. Berlin: de Gruyter, 1986
Dosis
nach M. Krämer
Elementarteilchen
nach M. Krämer
Mutagene
nach E.-D. Steuber
Kontamination
nach Schieferdecker, H.: Dekontaminations-

maßnahmen. In: Kriegel, H. (Hrsg.): Handbuch der Nuklearmedizin. Band 1/1: Grundlagen der Nuklearmedizin, S. 421-430. Stuttgart: G. Fischer, 1985
Reichweite
nach M. Krämer
Reichweite/Energie-Beziehungen
nach M. Krämer
Strahlenexposition, natürliche
Tab. 1 und 2: Schnipkoweit, H. (Hrsg.): Umweltschäden! Gesundheitsschäden? Was ist wirklich dran? Hameln: Sponholtz, 1985
Strahlensyndrom
Tab. 1 und 2: nach E. H. Graul

Seit 1894 ist das
Klinische Wörterbuch
in zahlreichen Auf-
lagen und Ausgaben
Spiegel der Ent-
wicklung der Medizin.

Dies war und ist nur
möglich, weil Verlag
und Autoren aus der
Leserschaft zahl-
reiche Hinweise auf
Fehler, fehlende
Begriffe oder andere
Mängel erhalten.

Die Redaktion ist
daher für jeden Vor-
schlag oder Hinweis
auch zum vorliegenden
Spezialwörterbuch
sehr dankbar. Das
nebenstehende Blatt
paßt – abgetrennt – in
einen Fensterbrief-
umschlag.

Vielen Dank!
Die Pschyrembel-
Redaktion

Pschyrembel
Wörterbuch

Walter de Gruyter & Co.
Fachbereich Medizin
Postfach 11 02 40
1000 Berlin 11

Zuschrift
an die
Pschyrembel-
Redaktion

Betrifft: Pschyrembel Wörterbuch Radioaktivität,
　　　　　Strahlenwirkung, Strahlenschutz

_____

_____

_____

_____

Raum für weitere Ausführungen auf der Rückseite.

Absender: _____

_____

_____

W
DE
G

de Gruyter

Betrifft: Pschyrembel Wörterbuch Radioaktivität,
Strahlenwirkung, Strahlenschutz

**Pschyrembel
Wörterbuch**

Periodensystem der Elemente

Gruppe

Ordnungszahl

3	6,941 Atomgewicht[1]
Li	Symbol[2]
Lithium	Name

[1] Eingeklammerte Werte sind die Massenzahlen (Nukleonenzahlen) der stabilsten Isotope radioaktiver Elemente

[2] rot = gasförmig
grün = flüssig
schwarz = fest
licht = alle Isotope radioaktiv

Ia	IIa	IIIb	IVb	Vb	VIb	VIIb	VIIIb			Ib	IIb	IIIa	IVa	Va	VIa	VIIa	VIIIa
1 1.008 **H** Wasserstoff																	2 4.003 **He** Helium
3 6.941 **Li** Lithium	4 9.012 **Be** Beryllium											5 10.811 **B** Bor	6 12.011 **C** Kohenstoff	7 14.007 **N** Stickstoff	8 15.999 **O** Sauerstoff	9 18.998 **F** Fluor	10 20.183 **Ne** Neon
11 22.990 **Na** Natrium	12 24.312 **Mg** Magnesium											13 26.982 **Al** Aluminium	14 28.086 **Si** Silizium	15 30.974 **P** Phosphor	16 32.064 **S** Schwefel	17 35.453 **Cl** Chlor	18 39.948 **Ar** Argon
19 39.10 **K** Kalium	20 40.08 **Ca** Kalzium	21 44.96 **Sc** Scandium	22 47.90 **Ti** Titan	23 50.94 **V** Vanadium	24 52.00 **Cr** Chrom	25 54.94 **Mn** Mangan	26 55.84 **Fe** Eisen	27 58.93 **Co** Kobalt	28 58.71 **Ni** Nickel	29 63.54 **Cu** Kupfer	30 65.38 **Zn** Zink	31 69.72 **Ga** Gallium	32 72.59 **Ge** Germanium	33 74.92 **As** Arsen	34 78.96 **Se** Selen	35 79.91 **Br** Brom	36 83.80 **Kr** Krypton
37 85.47 **Rb** Rubidium	38 87.62 **Sr** Strontium	39 88.91 **Y** Yttrium	40 91.22 **Zr** Zirkon	41 92.91 **Nb** Niob	42 95.94 **Mo** Molybdän	43 (98) **Tc** Technetium	44 101.07 **Ru** Ruthenium	45 102.91 **Rh** Rhodium	46 106.4 **Pd** Palladium	47 107.87 **Ag** Silber	48 112.40 **Cd** Kadmium	49 114.82 **In** Indium	50 118.69 **Sn** Zinn	51 121.75 **Sb** Antimon	52 127.60 **Te** Tellur	53 126.90 **J** Jod	54 131.30 **Xe** Xenon
55 132.91 **Cs** Cäsium	56 137.34 **Ba** Barium	57 138.91 **La** * Lanthan	72 178.49 **Hf** Hafnium	73 180.95 **Ta** Tantal	74 183.85 **W** Wolfram	75 186.2 **Re** Rhenium	76 190.2 **Os** Osmium	77 192.2 **Ir** Iridium	78 195.1 **Pt** Platin	79 196.97 **Au** Gold	80 200.59 **Hg** Quecksilber	81 204.37 **Tl** Thallium	82 207.2 **Pb** Blei	83 208.98 **Bi** Wismut	84 (209) **Po** Polonium	85 (210) **At** Astat	86 (222) **Rn** Radon
87 (223) **Fr** Francium	88 (226) **Ra** Radium	89 (227) **Ac** ** Actinium	104 (261) **Rf** Hahnium	105 (262) **Ha** Hahnium													

*
58 140.12 **Ce** Cer	59 140.91 **Pr** Praseodym	60 144.24 **Nd** Neodym	61 (145) **Pm** Promethium	62 150.35 **Sm** Samarium	63 151.96 **Eu** Europium	64 157.25 **Gd** Gadolinium	65 158.92 **Tb** Terbium	66 162.50 **Dy** Dysprosium	67 164.93 **Ho** Holmium	68 167.26 **Er** Erbium	69 168.93 **Tm** Thulium	70 173.04 **Yb** Ytterbium	71 174.97 **Lu** Lutetium

**
90 (232) **Th** Thorium	91 (231) **Pa** Protactinium	92 (238) **U** Uran	93 (237) **Np** Neptunium	94 (244) **Pu** Plutonium	95 (243) **Am** Americium	96 (247) **Cm** Curium	97 (247) **Bk** Berkelium	98 (249) **Cf** Californium	99 (254) **Es** Einsteinium	100 (257) **Fm** Fermium	101 (258) **Md** Mendelev	102 (259) **No** Nobelium	103 (260) **Lr** Lawrencium

Aus aktuellem Anlaß hat die Pschyrembel-Redaktion
des **Klinischen Wörterbuchs** aus den Stichwörtern
dieses millionenfach bewährten, fast 2000 Seiten
starken Nachschlagewerkes wichtige Begriffe zum
Thema Radioaktivität völlig neu bearbeitet und erweitert.

Unter Mitarbeit zahlreicher namhafter Wissenschaftler
entstand in kürzester Zeit das **Wörterbuch Radioaktivität, Strahlenwirkung, Strahlenschutz,** das auf alle
wichtigen Aspekte dieses Themas eingeht:

– Physikalische Grundlagen der Entstehung und
  Wirkung von Radioaktivität

– Biologische Wirkungen der Radioaktivität

– Krankheitsbilder als Folge akuter Strahlenwirkung

– Entstehung von Mißbildungen und Tumoren

– Messung von Radioaktivität und Interpretation von
  Daten

– Erläuterung von Einheiten und Fachausdrücken

– Strahlenschutz.

Ziel des vorliegenden Buches ist es, dem Informations-
bedürfnis mit sachlichen, wissenschaftlich fundierten
Erkenntnissen zu begegnen, wobei bewußt auf
eine unzulässige Vereinfachung des komplizierten Sach-
verhalts verzichtet wurde.

Jeder, der bei der oftmals verwirrenden Informationsflut
klärende Aussagen zur Radioaktivität sucht, wird im
**Wörterbuch Radioaktivität, Strahlenwirkung, Strahlen-
schutz** wertvolle Hilfen finden.

ISBN 3-11-011048-2